MAMA, SEI BEREIT!

Überarbeitete 2. Auflage Februar 2020

ISBN: 978-1-707889-334

Sonja und Alexander Uhlmann

MAMA, SEI BEREIT!

Der große Schwangerschaft Ratgeber zu den Themen Schwangerschaft Tag für Tag, Geburtsvorbereitung, Homöopathie in der Schwangerschaft und Impfen pro und contra

Inhaltsverzeichnis

Vorwort

„Zwei Dinge sollen Kinder von ihren Eltern bekommen: Wurzeln und Flügel.“

- J. W. von Goethe -

KInder sind das Schönste, was das Leben für uns bereit hält. Keine Frage! Und doch hast Du vermutlich 1000 Fragen. Viele Vorstellungen über das Kommende und natürlich auch ein klein wenig Angst. Denn allein die Geschichten, die Du über die Geburt gehört hast, sind nicht alle leicht zu verdauen. Genau deshalb ist es wichtig, sich mit einem Schwangerschaftsratgeber zu beschäftigen, der die unterschiedlichen Stationen der Schwangerschaft, der Geburt und der Zeit danach genau beschreibt. Und doch lass' Dir sagen, dass jede Schwangerschaft einzigartig ist, dass jedes Kind im wahrsten Sinne des Wortes ein Geschenk an die Eltern ist. Ein Geschenk, dass sie niemals wieder zurückgeben möchten, ganz einfach, weil sie es von der ersten Sekunde an aus tiefstem Herzen lieben!

Also atme einfach einmal tief durch, schiebe alle Geschichten, die bisher Deine Vorstellung über Schwangerschaft und Geburt beherrscht haben, beiseite und tauche erneut ein in die Welt des Kinderkriegens, der Geburt und natürlich auch der wunderbaren Zeit, die Du danach mit Deinem Baby verbringen wirst. Vieles, was Du liest, ist ein KANN – kein MUSS. Lass' Dich also nicht beirren und freue Dich auf die Zeit, die da auf Dich zukommt.

Die 40-wöchige Reise beginnt

Vieles wird in den nächsten Wochen auf Dich zukommen. Vieles wird sich verändern. Vieles wird Dich verwundern. Einiges, was Du nicht möchtest, kannst Du umgehen. Um Anderes kommst Du nicht umhin. Wichtig ist vor allem, dass Dein Partner Dir nicht von der Seite weicht und sich mit Dir zusammen auf das werdende Leben vorbereitet. Denn ganz ehrlich: Auch, wenn man bereits Erfahrung im Babysitten gemacht und auf die Kinder der Verwandten aufgepasst hat, wird man feststellen, dass ein eigenes Kind, eine eigene Schwangerschaft das Leben vollkommen auf den Kopf stellt. Und das ist auch richtig so!

Erstes Trimester - SSW 1 bis 12

Bevor wir jedoch in die einzelnen Schwangerschaftswochen (nachfolgend SSW abgekürzt) eintauchen, müssen wir die Berechnung und Bezeichnung klären:

Beispiel: In der fünften SSW seid Ihr vier Wochen und x Tage schwanger – die fünfte SSW besteht demnach aus den Tagen:

4+0 = 1. Tag der 5. SSW
4+1 = 2. Tag der 5. SSW
4+2 = 3. Tag der 5. SSW
4+3 = 4. Tag der 5. SSW

4+4 = 5. Tag der 5. SSW
4+5 = 6. Tag der 5. SSW
4+6 = 7. Tag der 5. SSW

Die erste Schwangerschaftswoche

Mama

Ja, dies ist die erste SSW. Doch wenn wir ehrlich sind, bist Du noch gar nicht schwanger, denn sie beginnt mit dem ersten Tag der letzten Periode. Von diesem Tag an werden 40 Wochen bis zum Geburtstermin gerechnet. Ab dieser Woche bereitet sich die Gebärmutter auf eine Schwangerschaft vor. Die Schleimhaut wird dick und gut durchblutet. Denn nur so kann sich das Ei fest einnisten. Dies kann nur ermöglicht werden, wenn die alte Schleimhaut abgestoßen und ausgeblutet wird.

Baby

Nein, von ihm ist noch nichts zu ahnen.

Die zweite Schwangerschaftswoche

Mama

Nein, noch immer bist Du nicht schwanger. Doch wird in dieser Woche der Eisprung erfolgen, etwa zum Ende der 2. SSW. Nicht jede Frau spürt den Eisprung als leichtes Ziehen im Unterleib. Auch die Konsistenz des Zervixschleimes kann einen Hinweis auf den bevorstehenden Eisprung geben. Dies korrekt zu interpretieren ist jedoch Übungssache und nichts für Anfänger. Wenn Du es 100%ig wissen möchtest, benötigst Du einen Ovulationstest, den Du in der Apotheke erhältst.

Solltest Du den innigen Wunsch hegen, schwanger zu werden, solltest Du zu diesem Zeitpunkt bereits ohne Zigaretten, Alkohol und Drogen auskommen. Auch empfiehlt sich bereits jetzt die Aufnahme von Folsäure, 0,4 mg pro Tag.

Baby

Wenn alles glatt läuft, wird in dieser Woche das Ei befruchtet, damit BIST Du jetzt im Werden, liebes Baby.

Die dritte Schwangerschaftswoche

Mama

Gratulation, liebe Mama, denn ab der 3. SSW bist du offiziell als schwanger zu bezeichnen. Die Chromosomen der Eizelle und des Spermiums verschmelzen miteinander, wodurch die Zellteilung in Gang gesetzt wird. So erstaunlich es sein mag, befinden sich doch in der befruchteten Eizelle bereits alle Anlagen für Geschlecht, Größe, Augenfarbe und Haarfarbe. Da sie sich in diesem Moment noch im Eileiter befindet und sich ihren Weg in die Gebärmutter bahnt, wird die Zellteilung gewissermaßen nebenbei durchgeführt. Jede einzelne Zelle, die bei der Zellteilung entsteht, hat ihre ganz persönliche Aufgabe. 5 bis 6 Tage nach der Befruchtung ist es dann endlich geschafft: Die Eizelle hat die Gebärmutter erreicht und kann sich nun in der mittlerweile sehr dick gewordenen und gut durchbluteten Schleimhaut einnisten. Dadurch wird die Verbindung zum Blutkreislauf der Mutter hergestellt. Vielleicht stellst Du in Deinem Verhalten einige ungewöhnliche Verhaltensweisen fest. Du meidest ohne sichtlichen Grund Alkohol und rohes Fleisch. Ab und an ist Dir übel. Und merkwürdigerweise schmeckt Deine Lieblingsspeise irgendwie komisch. Hier beginnt Dein bereits leicht veränderter Hormonspiegel seine Kreise zu ziehen.

Die eine Frau geht intuitiv darauf ein, die Andere macht sich aufgrund dieser Veränderung große Gedanken und sucht eine Lösung, um wieder im „Normalzustand“ sein zu dürfen. Doch der wird jetzt anders aussehen – für die nächsten bis zu 42 Wochen.

Baby

Du besitzt jetzt circa 100 Zellen, die Dir als Anfangskapital zur Verfügung stehen. Du hast zurzeit nur eine Aufgabe: Die Zellteilung. Sei fleißig, damit Du Dich bald von einem Blastozyten zu einem Embryo entwickelt hast.

Die vierte Schwangerschaftswoche

Mama

Mittlerweile hat sich der Blastozyt zu einem recht kugeligen Zellhaufen gemausert. Sie bekommt in der 4. SSW eine große Aufgabe übertragen: Das Bilden des HCG (Humanes Choriongonadotropin). Nur wenn es sich bildet, kann aus dem Blastozyt in Folge ein Embryo werden. Genau genommen bist Du Dir aber noch nicht bewusst darüber, dass Du schwanger bist. Die 4. SSW ist eine sehr heikle Phase. Einflüsse von außen können nun dazu führen, dass der Embryo eine Schädigung erfährt. Sollte dies der Fall sein und der Organismus kann diesen Schaden nicht reparieren, wird die weitere Entwicklung gestoppt und die Schwangerschaft abgebrochen. Ist es dem Blastozyt gelungen sich einzunisten, bilden sich nun Plazenta, Dottersack und die Fruchtwasserhöhle. Die Plazenta ist für die All-inclusive-Versorgung des Kindes zuständig. Zudem erfolgt auch die Ausscheidung sämtlicher Stoffwechselprodukte über die Plazenta. Erschrick' nicht, wenn Du in dieser Woche eine kleine Schmierblutung feststellen kannst. Hierbei handelt es sich lediglich um die so genannte Einnistungsblutung, die nur ganz kurz anhält und danach sofort wieder versiegt. Solltest Du in dieser Woche ein Ultraschall durch den Gynäkologen vornehmen lassen, werdet Ihr beide Schwierigkeiten haben, etwas zu sehen. Noch liegt die Größe bei maximal 1 mm und zeigt sich daher eher als eine Ausbeulung der Schleimhaut. Aber mit Adleraugen kannst Du es bereits sehen – die zarte Pflanze, die bald Dein Baby sein wird. Es wird jetzt Zeit für Dich für eine spezielle Hygiene zu sorgen: Die Katzentoilette wird nun bitte von Deinem Mann gesäubert. Tiere bzw. Tierhaare hingegen sind überhaupt kein Problem. Denn sie stärken das Immunsystem, weshalb sie eher empfehlenswert sind. Auch rohe, tierische Lebensmittel, wie beispielsweise Zwiebelmett und andere Rohwurstsorten, sind ab sofort tabu! Sie können mit Listerien und Toxoplasmen infiziert sein, die ihrerseits zu Fehlgeburt oder Fehlbildungen führen können. Geh' am besten auf Nummer sicher und wasche Deine Lebensmittel besonders sorgfältig und gewöhne Dir für den Rest der Schwangerschaft an, die meisten Lebensmittel zu kochen oder zumindest zu blanchieren, um die Keime und Bakterien zu vermindern.

Baby

Nach wie vor bist Du dabei, der Aufgabe der Zellteilung nachzugehen. Jetzt allerdings beginnen die Zellen, sich zu spezialisieren.

Die fünfte Schwangerschaftswoche

Mama

Solltest Du bisher noch nicht wissen, dass Du schwanger bist, wirst Du aber vermutlich einen Verdacht haben, denn Deine Periode bleibt aus. Mache ruhig einen Schwangerschaftstest aus der Apotheke. Wenn dieser positiv ausfällt, ist ein Termin beim Frauenarzt notwendig. Dieser wird Dir nämlich den Mutterpass ausstellen. Und genau in diesem Moment, wenn Du ihn in der Hand hältst, kannst Du damit zu Deinem Arbeitgeber gehen, um den Mutterschutz zu erhalten. Hierbei handelt es sich um Sicherheitsmaßnahmen, um Mutter und Kind nicht zu schädigen oder bestimmten Situationen auszusetzen. So kann eine Angestellte in einem Bio- oder Chemie-Labor sogar auf eine vollständige Freistellung hoffen, damit sie während der Schwangerschaft nicht den Chemikalien ausgesetzt wird. Doch gibt es auch andere Berufszweige, in denen eine vollständige Freistellung denkbar ist. Noch eine weitere Sache kann Dich auf die bestehende Schwangerschaft aufmerksam machen: Die körperlichen Veränderungen. Nein, Du hast noch keinen Bauch, Doch wirst Du feststellen, dass Du beispielsweise permanent eine verstopfte Nase hast. Diese hast Du aber aufgrund des sich verändernden Hormonhaushaltes. Wird jetzt ein Ultraschall gemacht, wirst Du eine schwarze Blase sehen können. Das ist die Fruchtwasserhöhle. Aber diese setzt sich klar sichtbar ab. Noch zwei Dinge passieren in der 5. SSW

Zum einen bildet sich der Schleimpropf, der den Muttermund verschließt und das Kind somit vor Infektionen schützt und zum anderen beginnt die Gebärmutter weicher und größer zu werden. Auch die Vagina wird dehnbarer. Dein Organismus hat eine neue Hauptaufgabe – die Schwangerschaft. Und er stellt sich bestens darauf ein, auch wenn

Du es noch nicht merkst. Allerdings kann dies auch einige körperliche Symptome für Dich mit sich bringen: Müdigkeit, Übelkeit, spannende Brüste, Kopfschmerzen, Schwindel, merkwürdige Essensgelüste, Heißhungerattacken und auch bereits der vermehrte Harndrang. - Einen Frauenarzt hast Du wahrscheinlich bereits. Doch fehlt Dir noch eine Hebamme. Da Du während der gesamten Schwangerschaft das Recht auf Betreuung durch die Hebamme hast, ist dies ein guter Zeitpunkt, um sich in aller Ruhe danach umzuschauen. Sie wird Dir Begleiterin, Vertraute und natürlich auch Therapeutin während der Schwangerschaft bei der Geburt und während der Nachsorgephase sein.

Baby

Du nimmst Deine Aufgabe der Zellteilung ernst und entwickelst Dich bestens.

Die sechste Schwangerschaftswoche

Mama

Vermutlich merkst Du, dass sich Dein Körper verändert, denn ab dieser Woche können Hebamme und Frauenarzt die Schwangerschaft auch im Tastbefund fühlen. Der Gebärmutterhals wird fest und unbeweglich. Deine Gebärmutter vergrößert sich mit der Größe des Embryos. Auch die „normalen“ Veränderungen des Hormonhaushaltes bekommst Du jetzt voll zu spüren: Himmelhoch jauchzend und zugleich zu Tode betrübt – ja, die meisten Schwangeren kennen diese Phase und haben so ihre Probleme, damit klar zu kommen. Vielleicht stellt sich ein metallischer Geschmack im Mund ein. Vielleicht auch das Gefühl, als wären Zunge und Mundschleimhaut angeschwollen. Auch sie unterliegen dem hormonellen Einfluss. Dein Hautbild wird glatter und strahlender. Die Warzenvorhöfe der Brust verdunkeln sich, während die Brüste nicht nur spannen, sondern auch beginnen, sich zu vergrößern. Das Bindegewebe wird weicher als Vorbereitung für die Geburt, während Dein Kind in der weichen Gebärmutter warm und weich eingenistet wächst. Sollte Dich die Schwangerschaftsübelkeit fest im Griff haben, begnüge Dich mit kleinen Mahlzeiten, die Du möglichst in aller Ruhe einnimmst. Scharfe Gewürze, aber auch säurehaltige Nahrung und Getränke meidest Du jetzt am besten. Wenn es Dir möglich ist, verteile einige Ruhepausen über den Tag und versuche den Zimmerservice Deines Mannes zu nutzen. Dies ist das Einzige, was er tatsächlich für Dich tun kann. Vielleicht auch die eine oder andere leichte Massage. Solltest Du dies aber nicht mögen, sage es ihm auf die nette Art. Auch für ihn ist es die erste Schwangerschaft, nicht wahr? Du weißt, dass sich des Öfteren ein Ziehen im Bauch einstellen kann, da sich die Mutterbänder ebenfalls vorbereiten. Sollte dieses Gefühl jedoch zu einem Dauerzustand oder sehr stark werden, frag' die Hebamme oder den Frauenarzt um Rat.

Baby

Mit einem Mal hast Du es eilig und entwickelst Dich in einem ultra schnellen Tempo. In dieser Woche hast Du folgende Entwicklungsschritte hinter Dich bringen können: Das Herz schlägt mit einer Schlagzahl von 100 – 120 Schlägen pro Minute, also fast doppelt so schnell wie das Deiner Mutter. Du bist jetzt auch keine flache Scheibe mehr, sondern streckst Dich in die Form eines Würmchens. Die kleine Verdickung der einen Seite wird später Dein Kopf sein. Folgendes beginnt sich nun zu entwickeln – die Nervenbahnen, die Leber, die Lunge, der Darm, das Innenohr, die Schilddrüse. Magen und Nieren sind bereits angelegt und arbeiten auch schon sehr gut.

Die siebte Schwangerschaftswoche

Mama

Du hast das Gefühl aus purer Müdigkeit zu bestehen? Dann läuft alles richtig denn die Schwangerschaft kostet Deinen Organismus jetzt viel Kraft. Versuche Deinem Ruhebedürfnis nachzukommen, wann immer es Dir möglich ist. Auch die Nachtruhe kann mittlerweile beeinträchtigt werden, da die wachsende Gebärmutter gerne auf die Blase drückt und Du vermutlich verstärkt nachts die Toilette aufsuchen musst. Auch kannst Du ab jetzt nicht mehr „normal" auf dem Bauch schlafen. Aufgrund des erhöhten Blutvolumens kann es zu Kreislaufproblemen kommen, sowohl zu hoch als auch zu niedrig. Achte auf Deine Eisenwerte. Es können Nahrungsergänzungsmittel hierfür notwendig werden. Die Hebamme wird gute Tipps für Dich haben – Wechselduschen, Kompressionsstrümpfe.

Baby

In dieser Woche steht Dein Kopf im Mittelpunkt, denn er wächst in recht schnellem Tempo. Auch die Entwicklung Deines Nervensystems nimmt nun an Fahrt auf. Das Gesicht wird immer besser sichtbar und bildet sich klar aus. Der vollständige Verschluss des Rückenmarks fällt in die 7. SSW. Nun beginnen sich die Geschlechtsmerkmale auszubilden. Sollte Deine Mutter also nicht wissen wollen, welches Geschlecht Du hast, muss sie ab sofort beim Ultraschall wegschauen. Dieser zeigt Dich jetzt übrigens als 5 – 10 mm großer, länglich gezogener Strich, mit Augen- und Ohrenanlagen sowie Ausbuchtungen für die Arm- und Beinansätze.

Die achte Schwangerschaftswoche

Mama

Die Gebärmutter hat sich nun fast verdoppelt. Kein Wunder, dass Du Dich immer öfter auf die Suche nach einer Toilette machen musst, denn sie liegt genau auf der Blase. Es kann eine gewisse Kurzatmigkeit entstehen. Es ist jedoch keine körperliche Veränderung, die dazu führt. Vielmehr zweigt Dein Baby den Sauerstoff für sich und seine schnelle Entwicklung ab. Du selber musst halt mit einem geringeren Sauerstoffgehalt im Blut klarkommen. Die Folge ist eindeutig – immer ruhig und langsam. Du brauchst Dich nicht zu entschuldigen, wenn Dir wieder einmal die Luft ausbleibt. Sollten Dich die Emotionen überrennen, bitte Deine Hebamme um einen Termin für eine Schwangerschaftsberatung. Doch nicht nur bei ihr kannst Du diese durchführen. Sie kann Dir die Kontaktdaten für die entsprechenden Institutionen geben. Deinen Mann kannst Du natürlich zu diesem Gespräch mitbringen denn er ist ja auch betroffen.

Baby

Jetzt bist Du als Mensch erkennbar. Noch nicht vollständig, aber durchaus erkennbar. Die Leber, Herz, Darm und Nabelschnur sind erkennbar. Gut geschützt nimmst Du Deinen Entwicklungsmarathon gelassen hin, bist bestens geschützt in der Fruchtblase, die zu diesem Zeitpunkt mit nur wenigen Millilitern Fruchtwasser gefüllt ist. Doch diese reichen aus, um Dich vor allen äußeren Einflüssen zu schützen. Im Ultraschall würdest Du uns zeigen, dass sich jetzt neben Armen und Beinen auch der Kiefer sehr gut ausbildet.

Die neunte Schwangerschaftswoche

Mama

Hast Du Essensgelüste? Gurke mit Schokocreme? Kannst Du den Geruch Deines Lieblingsgerichtes überhaupt nicht mehr ertragen? Wird Dir etwa von Hundefutter speiübel? Die Hormone, die Hormone. Durch den zurzeit stark ausgeprägten Geruchs- und Geschmackssinn soll das neue Leben geschützt werden - geschützt vor falscher Nahrung und giftigen Stoffen. Hinsichtlich der Morgenübelkeit kannst Du langsam aufatmen. Sie verschwindet langsam aber sicher. In der 9. SSW ist der erste offizielle Ultraschalltermin fällig. Drei Ultraschalluntersuchungen sind insgesamt eingeplant. Alle anderen müssen aufgrund einer medizinischen Indikation durchgeführt werden. Baby-TV oder eine Palette von niedlichen Ultraschallfotos sind nicht mehr zeitgemäß. Allerdings bieten viele Frauenärzte entsprechende Pakete, die privat gezahlt werden müssen an. Entscheide nach Deinem Bauchgefühl. Doch solltest Du wissen, dass zu viele Ultraschalluntersuchungen durchaus kritisch betrachtet werden. So finden die offiziellen Ultraschalltermine in der 9. SSW, der 19.-22. SSW sowie der 29.-32. SSW statt. Sollte zudem eine Betrachtung der Nackenfalte durchgeführt werden, um einen Hinweis auf eine Chromosomenstörung zu erhaschen, wird der erste Termin auf die 15. SSW verschoben. Hierbei sollte allerdings erwähnt werden, dass die mögliche Verbreiterung der Nackenfalte anhand von Statistiken interpretiert wird. Eine 100%ige Auskunft wirst Du nicht erhalten. Die ersten beiden Ultraschalluntersuchungen werden mit dem vaginalen Schallkopf durchgeführt. Die letzte aufgrund der Kindesgröße mit Hilfe des Sonografiegerätes auf der Bauchdecke.

Baby

Bei Dir ist jetzt Feinarbeit angesagt. Du hast Dich aufgerichtet und Dein Kopf wird rund. Zehen und Finger sind erkennbar, aber noch nicht voll ausgebildet. All Deine Organe sind jetzt vollständig entwickelt. Einige haben sogar schon ihre Aufgaben übernommen. Die Blutbildung erfolgt beispielsweise ab sofort in Deiner eigenen Leber. Da Deine Organe nun alle vollkommen sind, gehen die Mediziner von der Bezeichnung Embryo zum Begriff Fötus über. Dieser wird bis zur Geburt beibehalten.

Die zehnte Schwangerschaftswoche

Mama

Deine Haut verändert sich unter den Hormonen der Schwangerschaft. Doch diese Veränderung ist individuell: Mal rosig, sanft, mal picklig, grau. Solltest Du gerne shoppen gehen, kannst Du Dir schon einmal einen Termin dafür aussuchen. Denn ab jetzt ist es nur noch eine Frage der Zeit, bis Deine Hosen am Bund zu eng werden. Doch ist es nicht der Bauch, der bereits größer wird, sondern das Becken, das ausreichend Platz für das Baby schafft und sich auf „Weit" einstellt. Die Hormone können für eine Beruhigung der Darmpassage führen, was zu Blähungen und Verstopfung führen kann. Dem kannst du jedoch mit leichtem Sport und ballaststoffreicher Ernährung begegnen. Dies sollte ausreichen, um die Verdauung ein wenig anzukurbeln. Regelmäßige Spaziergänge, Schwimmen, Radfahren oder Schwangerschafts-Yoga, können bereits ausreichen. Nun wirst Du Deinen Mutter-Pass erhalten, den Du fortan immer bei Dir tragen solltest. Im Falle eines Unfalles weiß jeder Arzt sofort über Deine Situation Bescheid und kann entsprechend reagieren. Zudem solltest Du für die 10. SSW einen Zahnarzttermin vereinbaren. Den zweiten Termin beim Zahnarzt kannst Du ja auch gleich für die 30. SSW festmachen. Die Schwangerschaftshormone lassen die Durchblutung des Zahnfleisches erhöhen. Das Zahnfleisch quillt ein wenig auf, was die Zähne lockern könnte. Hattest Du bisher keine Probleme mit den Zähnen, wird sich auch nicht viel ändern. Zu diesem Zeitpunkt kann eine professionelle Zahnreinigung von Vorteil sein, denn in der 30. SSW möchtest Du dies wohl nicht mehr machen.

Baby

Die Schwimmhäute zwischen den Fingern und Zehen bilden sich langsam zurück. Der Ellbogen wird sichtbar. Die Gesichtszüge prägen sich immer weiter aus und durch Bildung neuer Gehirnzellen prägen sich Deine Sinne immer besser aus. Auch die Geschmacksknospen entstehen jetzt und den Mund kannst Du schon recht gut öffnen. Deine momentanen Hobbys: Wachsen, wachsen, wachsen! Und natürlich ein wenig turnen.

Die elfte Schwangerschaftswoche

Mama

Möchtest Du instinktiv mit Deinem Kind sprechen? Kein Problem – allerdings kann es Dich noch nicht hören, da es noch von zu viel Fruchtwasser umgeben ist. Sollte jetzt ein Ultraschall gemacht werden, wirst Du feststellen, dass der Fötus sich sehr oft bewegt. Auch der Ultraschall ändert nichts daran. Immer noch hast Du mit dem Harndrang aufgrund der vergrößerten Gebärmutter zu kämpfen. Hast Du vermehrt Durst? Dies liegt am erhöhten Blutvolumen. Es ist ratsam, immer eine kleine Flasche stilles Wasser dabei zu haben. Achte darauf, Dich regelmäßig zu bewegen. Zum einen kannst Du so vermehrt Sauerstoff aufnehmen und die bleierne Müdigkeit vertreiben. Zum anderen hältst Du Dich fit. Je fitter Du in die Geburt gehst, desto einfacher wird sie werden. Wenn möglich, wähle eine Sportart, die sich positiv auf den Beckenboden auswirkt. Extremsportarten sind zu vermeiden, auch wenn Du sie sonst betreibst. Alle anderen Sportarten können, angepasst an Deinen Zustand, bis zur Geburt durchgeführt werden. Natürlich immer in Maßen.

Baby

Du erhältst jetzt eine dickere Haut und auf dem Kopf erscheinen die ersten, feinen Haare. Zudem beginnen Finger- und Fußnägel zu wachsen. In dieser Zeit beginnen sich die Geschlechtsorgane zu entwickeln. Aber noch kann niemand sagen, welches Geschlecht Du hast. Turnen ist zurzeit Deine liebste Beschäftigung. Es kräftigt Deine Muskeln und Nerven. Dadurch wird zudem das Gehirn strukturiert und auch stimuliert.

Die zwölfte Schwangerschaftswoche

Mama

Dein Kind wird jetzt vollständig durch die Plazenta ernährt. Der Dottersack gehört der Vergangenheit an. Auch die Schilddrüse übernimmt nun eigenständig ihre Aufgaben. Mit der 12. SSW hast Du den magischen Zeitraum überstanden und kannst jetzt wirklich jeden über Deinen tollen Zustand informieren. Die anfänglichen Beschwerden werden jetzt abklingen, wenn dies noch nicht geschehen ist. Mittlerweile ist die Gebärmutter so groß, dass Du sie selber ertasten kannst. Versuche vermehrt jodhaltigen Fisch in Deinen Speiseplan einzubauen. Das Kind ist von Deinem Jodvorkommen abhängig. Aus diesem Grund verändert sich auch Deine

Schilddrüse in diesen Wochen. Roher Fisch sollte allerdings vermieden werden. Hast Du schon von dem Ersttrimester-Screening gehört? Diverse Parameter werden vom Frauenarzt untersucht und aufgenommen. Dazu gehören auch die möglichen Untersuchungen auf genetische Besonderheiten. Die Nackenfaltenuntersuchung, Fruchtwasseruntersuchung oder Chorionzottenuntersuchung können darüber Auskunft geben. Sie sind allerdings nicht ganz ohne Risiko für Mutter und Kind. Daher solltest Du Dir gut überlegen, ob Du sie machen möchtest oder nicht. Zudem wird das Ergebnis anhand von Statistiken erhoben. Somit ist das Ergebnis ein „KANN", ein „Möglicherweise". Besprich diese Untersuchungen eingehend mit Deinem Mann, Deiner Hebamme und natürlich auch Deinem Frauenarzt. Wenn Du sie machen möchtest – gut. Wenn Du es lieber sein lassen möchtest, wird Dich niemand dafür verurteilen oder dazu überreden wollen. Die Kosten für diese Untersuchungen musst Du übrigens selber tragen, da es sich um so genannte iGel-Untersuchungen handelt.

Baby

Es gilt für Dich, fit zu werden. Fäuste zu öffnen und zu schließen, turnen und neuerdings auch Atemübungen – damit verbringst Du den Tag. Und natürlich mit dem Wachsen und dem Sammeln der Kräfte.

Zweites Trimester - SSW 13 bis 24

Die 13. Schwangerschaftswoche

Mama

Im Ultraschall lässt sich erkennen, dass Dein Baby bereits schlucken kann. Deutlich ist das Heben und Senken der Brust beim Atmen zu erkennen. Sicherlich erfolgt die Sauerstoffversorgung über die Nabelschnur. Doch hilft die Atembewegung der Ausreifung der Lunge, auch wenn dies noch einige Zeit dauert. Du wirst merken, dass Du an Gewicht zugenommen hast und entsprechend neue Kleidung benötigst. Da Du nun rund 300 Kalorien täglich mehr zu Dir nehmen darfst, solltest Du ruhig ein Käsebrot mehr essen. Aber vorsichtig: Denn Fressgelage, frei nach dem Motto „Für 2 essen" sind nicht angesagt. Du wirst feststellen, dass Du einen neuen BH benötigst, denn Deine Brüste sind gewachsen. Auch kannst Du eventuell schon gelbes Sekret an den Brüsten feststellen. In diesem Fall hat sich bereits Vormilch gebildet. Ein Vorgang, der sich eigentlich erst in der 21. SSW einstellen sollte. Nutze Stilleinlagen, um das Sekret aufzufangen. Sollte die Brust schmerzen oder hart werden, versuche sie mit Kühlpads oder Quarkumschlägen zu kühlen. Die Brustwarze wird dabei ausgespart. Hast Du Deinem Arbeitgeber bereits von der Schwangerschaft berichtet? Nein? Dann solltest Du es jetzt tun, denn während der gesamten Schwangerschaft stehst Du unter einem besonderen Schutz. Dieser bezieht sich auf das Kündigungsgesetz ebenso wie auf das Gesundheitsrisiko, das von Deiner Beschäftigung ausgeht. Überwacht wird das ganze Szenario von der dafür zuständigen Aufsichtsbehörde. Beginne ruhig jetzt schon mit der Überlegung, ob und für wie lange Du in Elternzeit gehen möchtest. Eine Option, die auch Deinem Mann zusteht. Je früher der Wunsch nach Elternzeit beim Arbeitgeber eingereicht wird, desto eher kann sie genehmigt werden. Ist die Elternzeit genehmigt, könnt Ihr Euch wieder entspannt zurücklehnen.

Baby

Deine Knochen gewinnen an Stabilität. Deine Stimmbänder bilden sich, damit Du Dich nach der Geburt gleich bemerkbar machen kannst.

Die 14. Schwangerschaftswoche

Mama

Dein Bauch wächst, denn alles wird mehr bzw. größer – Gebärmutter, Blutvolumen, Fruchtwasser, die Plazenta und natürlich auch Dein Kind. Die Hormone, die sich in Deinem Körper tummeln, lassen Dich oftmals unruhig und fahrig wirken. Kein Wunder – denn Vieles wird Dir durch den Kopf gehen. Versuche es mit kleinen Ritualen, wie warmen Fußbädern oder dem Trinken eines Entspannungstees vor dem Schlafengehen. Du wirst sehen, es hilft die Haut des Bauches muss sich im Laufe der Schwangerschaft stark dehnen. Viele Frauen „bezahlen" dies mit Schwangerschaftsstreifen. Hierbei handelt es sich um Haut, deren Untergewebe gerissen ist. Um dies zu vermeiden, solltest Du Deinen Bauch mit einem guten Schwangerschaftsöl täglich einreiben. So bleiben die Haut sowie das Untergewebe geschmeidig und können das Dehnen leichter verkraften.

Baby

Das Fruchtwasser ist Dein Spiel- und Trainingszeug. Du schluckst, verdaust und scheidest aus. Natürlich nutzt Du das Fruchtwasser auch für Deine sportlichen Tätigkeiten.

Die 15. Schwangerschaftswoche

Mama

Es ist nicht einfach, das Geschlecht Deines Kindes zu erkennen. Nicht immer können die Geschlechtsmerkmale ganz genau erkannt werden. Dies hat ja auch noch Zeit, wenn Du es überhaupt wissen willst. Bei Dir zeigen sich nun die ersten Wassereinlagerungen. Meist sind sie im Gesicht zu sehen, dass glatter und runder wird. Jetzt solltest Du immer einen Block und einen Stift bereithalten, denn Du wirst vermutlich, wie die meisten Frauen, mit der Schwangerschaftsdemenz zu tun haben.

Baby

Du lernst den Mund zu öffnen und zu schließen, zu saugen. Schlucken kannst Du ja schon. Nun drehst Du auch den Kopf und manchmal nickst Du auch. Deine Hände spielen oft mit der Nabelschnur.

Die 16. Schwangerschaftswoche

Mama

Dein Kind hört Dich jetzt tatsächlich. Rede also viel mit ihm, singe ihm vor oder spiele Musik für ihn ab. Intuitiv wirst Du merken, was es mag. Der Gebärmutterhals verfestigt sich und biegt sich nach hinten. Dies dient dem Schutz des Babys. Solltest Du aufgrund Deiner Arbeit viel oder lange stehen müssen, solltest Du den Frauenarzt darauf ansprechen. Du kannst eine Verordnung für Thrombosestrümpfe bekommen. Eine Erleichterung, die Du schnell spüren wirst. Die Strümpfe helfen, die Wasseransammlungen in den Beinen zu verringern. Zudem verhindern sie Krampfadern und Besenreiser. Hast Du schon einmal von „mitwachsender" Schwangerschaftskleidung gehört? Es empfiehlt sich, davon nun Einiges zu kaufen. Die eigentliche Zunahme hinsichtlich Deines Umfanges steht Dir ja noch bevor. Achte vor allem darauf, dass die neue Kleidung am Bauch recht locker und vor Allem bequem ist. In den letzten Wochen wirst Du keine Lust mehr zum Shoppen haben. Am besten eignen sich gut kombinierbare Kleidungsstücke. Vielleicht kannst Du ja Einiges davon auch noch nach der Geburt tragen. Beim Kauf von Still-BH's / Schwangerschafts-BH's solltest Du darauf achten, dass sie bügellos sind.

Baby

Du bist jetzt fast rund um die Uhr aktiv. Ja, Fitness ist wichtig. Zum Glück schläfst Du auch ab und an, damit Du wieder Kraft schöpfen kannst. Das komische Klopfen, dass Du andauernd hörst, ist der Herzschlag Deiner Mutter. Ab jetzt kannst Du Töne von außen wahrnehmen.

Die 17. Schwangerschaftswoche

Mama

Die Mutterbänder werden nun aufgrund der stetig wachsenden Gebärmutter immer mehr beansprucht. Dies zeigt sich im Ziehen im Unterleib und auch im Rücken. Versuche mit einem Bauchband zu unterstützen und die Schmerzen somit zu minimieren. Das erhöhte Blutvolumen führt jetzt zu schnellerem und verstärktem Schwitzen. Um die Versorgung von Dir und dem Baby zu sichern, solltest du regelmäßig Elektrolyte auffüllen. In den Untersuchungen wird regelmäßig der Eisenwert überprüft. Sollte er zu niedrig sein, ist es wichtig, die vom Arzt verordneten Eisenpräparate einzunehmen. So wirst Du auch einen Teil Deiner Müdigkeit abschütteln können. Wirst Du zudem von Wadenkrämpfen, insbesondere nachts, geplagt, solltest Du Dich zudem mit Magnesium versorgen.

Baby

Du fängst an, Dir eine Isolierschicht für den Zeitraum nach der Geburt zu zulegen. Deine Knochen werden härter. Aber laute Geräusche magst Du nicht und Du erschrickst Dich häufig, wenn Du sie hörst. Arme und Beine werden nun länger. Dafür wird das Kopfwachstum stark eingeschränkt.

Die 18. Schwangerschaftswoche

Mama

Hast Du es schon gespürt: Das Stupsen, das Blubbern und Hicksen in Deinem Bauch? Richtig, jetzt kannst Du Dein Kind spüren. Lass' Deinen Mann daran teilhaben. Er wird entzückt sein. Sei nicht enttäuscht, wenn Du es noch nicht spürst. Du wirst es merken, wenn es ganz definitiv Dein Baby ist, das gegen Deine Bauchdecke klopft.

Baby

Du kannst nun immer besser hören und „trainierst" nach wie vor für Deinen wichtigsten Auftritt. Die meiste Zeit des Tages, knapp 20 Stunden, schläfst Du. Ganz besonders, wenn Deine Mama sich bewegt, denn dies beruhigt Dich und lässt Dich schnell einschlafen.

Die 19. Schwangerschaftswoche

Mama

Jetzt kannst Du Dich entscheiden, das Geschlecht Deines Kindes zu erfahren, denn jetzt ist es relativ leicht ersichtlich. Wenn Du es nicht wissen möchtest, informiere Deinen Gynäkologen, damit er sich nicht verplappert. Der Hormoncocktail beginnt jetzt, Bänder, Gelenke und auch das Bindegewebe weich zu machen. Solltest Du das Gefühl haben, dass Du bereits Wehen hast, liegst Du vermutlich richtig. Es handelt sich um so genannte Übungswehen. Solange sie nur kurz andauern und es nicht mehr als 3 pro Stunde sind, ist alles in Ordnung. Natürlich kannst Du die Situation aber von Deiner Hebamme oder dem Gynäkologen überprüfen lassen.

Baby

Wachsen, trainieren, schlafen, trinken und schlucken – so lässt sich die Zeit leicht vertreiben.

Die 20. Schwangerschaftswoche

Mama

Zwischen der 19. und 22. SSW sollte die 2. Trimesterüberprüfung stattfinden. Wieder wird Dein Kind sorgfältig vermessen, um festzustellen, ob es sich altersgemäß entwickelt. Diese Wochen sind die angenehmsten der gesamten Schwangerschaft. Die Anfangsprobleme sind weg und noch fühlst Du Dich fit und gesund. Warum also nicht jetzt noch einmal in den Urlaub fahren? In ein paar Wochen könnte dieser schon ein wenig schwerfälliger ausfallen. Auch Flugreisen sind jetzt noch problemlos möglich.

Baby

Zappeln und Geschmäcker zu unterscheiden sind Deine neuesten Hobbys. Du weißt genau, was Deine Mama gerade gegessen hat, stimmt's? Jetzt vermehren sich Deine Gehirnzellen in Windeseile.

Die 21. Schwangerschaftswoche

Mama

Die Bewegungen Deines Kindes halten Dich und auch Deinen Mann fest im Griff, denn sie sind faszinierend. Auch wenn es noch sehr früh erscheint, beginnen die mittlerweile prallen Brüste jetzt mit der Produktion des Kolostrums, der Erstmilch, die die Pause zwischen der Vollversorgung in der Gebärmutter bis zum Einschießen der Milch am 3. bis 5. Tag nach der Geburt übernimmt. Es ist sinnvoll, stets Stilleinlagen bereit zu haben. Aufgrund der Größe des Kindes und der sich nach oben ausweitenden Gebärmutter kann es nun zu Sodbrennen, aber auch Atemnot kommen. Bis sich das Baby wieder senkt, werden diese Beschwerden noch weiter zunehmen.

Baby

Dein Schlaf-Wach-Rhythmus ist nun ausgefeilt. Du hast auch eine Lieblingsposition. Dein Fruchtwasser wird nun über Deine Nieren produziert, sodass Du die Plazenta entlastest.

Die 22. Schwangerschaftswoche

Mama

Hast Du den Eindruck, Dein Kind turnt immer nur dann, wenn Du Dich zum Ausruhen hinlegst? Korrekt! Denn durch das Hinlegen schaffst Du mehr Platz. Mehr Platz bedeutet, die Möglichkeit zum Toben will ausgenutzt werden. Beginne damit, Deine Brustwarzen zu pflegen. Sie werden später stark beansprucht werden. Hierzu eignet sich am besten reines Lanolin. Die Krampfneigung kann sich verstärken, da Dein Kind die Mineralstoffe zu einem großen Teil für sich beansprucht. Beginne, Deinen Beckenboden zu trainieren. Je besser diese Muskeln trainiert sind, desto weniger Probleme werden sie bei der Geburt bereiten. Bei einer schwachen Beckenbodenmuskulatur kann es zu Inkontinenz, Hämorrhoiden und Schmerzen während und auch nach der Geburt kommen.

Baby

Es fehlt nicht mehr viel, dann brauchst Du nur noch ausreifen und wachsen, um „fertig" zu sein.

Die 23. Schwangerschaftswoche

Mama

Manchmal kann es nun zu Schwindel, im schlimmsten Fall zur Ohnmacht kommen. Lege so oft wie es geht die Beine hoch. Es fließt nun fast 50 % mehr Blut in Deiner Blutbahn. Kein Wunder, dass Dein Organismus Schwerstarbeit leistet und dabei manchmal an seine Grenzen gerät. Besprich es mit dem Arzt, mit der Hebamme. Sie werden unterstützende Präparate finden. Die notwendige Ruhe und hochgelegten

Füße können sie aber nicht ersetzen. Der Druck, der mittlerweile auf den Darm ausgeübt wird, kann bei einem schwachen Bindegewebe zu Hämorrhoiden führen. Auch diese solltest Du bei der nächsten Untersuchung nicht verschweigen.

Baby

Die Käseschmiere bildet sich auf Deiner Haut. Sie schützt Deine Haut bereits jetzt und fungiert bei der Geburt als Gleitmittel.

Die 24. Schwangerschaftswoche

Mama

Die Hauptaufgaben Deines Kindes sind zurzeit die Gewichtszunahme und die Ausreifung der Lunge. Doch achte trotz des gesteigerten Appetits darauf, wie viel Du isst. Es besteht immer die Gefahr einer Schwangerschaftsdiabetes. Die Zuckerwerte werden bei den Untersuchungen geprüft. Im Zweifelsfall wirst Du entsprechend beraten. Besteht eine Rhesusfaktor-Unverträglichkeit, erhältst Du nun ein entsprechendes Präparat von der Hebamme oder dem Frauenarzt, damit Komplikationen ausgeschlossen werden.

Baby

Du kannst immer besser die verschiedenen Geschmäcker unterscheiden. Isst Deine Mutter etwas Süßes, bist Du entzückt. Kein Wunder, dass sie Heißhungerattacken bekommt. Du kannst jetzt schon „sitzen", auch bilden sich die weißen Blutkörperchen, die ein grundlegendes Immunsystem zum Zeitpunkt der Geburt erschaffen haben. Dennoch benötigen die Lunge und der Kreislauf immer noch Zeit, bis sie ausgereift sind.

Die 25. Schwangerschaftswoche

Mama

Gebärmutter und Baby drücken auf alle inneren Organe, schieben sie zusammen. Die Mutterbänder werden immer mehr belastet. Es fängt an, ein wenig mühsam zu werden. Das Fruchtwasser wird mittlerweile alle 2 Stunden erneuert. Unterstütze diesen Prozess mit viel stillem Wasser, das Du über den Tag verteilt zu Dir nimmst. Dein Körpergleichgewicht verlagert sich weiter nach hinten.

Baby

Bei Dir gibt es nicht viel Neues. Deine Haut strafft sich. Du erhältst langsam ein Fettdepot. Und natürlich trainierst Du mit allen Sinnen und Fähigkeiten, die Dir zur Verfügung stehen.

Die 26. Schwangerschaftswoche

Mama

Immer weiter werden die Organe von ihrem Stammplatz verdrängt, doch werden sie nach der Geburt recht schnell an Ort und Stelle zurückkehren – wenn wieder Platz ist. Atemnot, Blähungen, Verstopfung und Harndrang bleiben Deine treuen Begleiter. Wärme und Muskelentspannungen können einige dieser Probleme wenigstens ein wenig mildern. Wie sieht es mit der Erstlingsausstattung aus? Hast Du sie schon beisammen? Wenn nicht, solltest Du langsam anfangen, damit Du rechtzeitig fertig bist, bevor Du körperlich nicht mehr in der Lage bist, Deine Errungenschaften nach Hause zu tragen.

Baby

Es wird eng für Dich. Doch ist es wichtig für Dein Körpergefühl, die Grenzen der Gebärmutter und somit auch die des Bauches spüren zu können. Jetzt bist Du in der Lage, hell und dunkel gut zu unterscheiden, denn Deine Augen sind nun gut entwickelt.

Die 27. Schwangerschaftswoche

Mama

Die Wassereinlagerungen sind meist nicht mehr zu verheimlichen. Nimm vorsichtshalber alle Ringe ab. Manchmal drücken sie auch auf die Sehnen, sodass Du stark kribbelnde Hände und Füße spüren kannst. Bewege Deine Gliedmaßen, um dieses Kribbeln zu beseitigen. Wird es zu stark, wirst Du es einfach ertragen müssen. Solltest Du beim Lachen oder Hüpfen ein paar Tropfen Urin verlieren, solltest Du häufiger am Tag die Übungen für den Beckenboden machen. Es kann vorkommen, dass Du nicht mehr auf dem Rücken schlafen kannst, weil der Bauch stört. Ein Seitenschläferkissen oder ein Stillkissen kann helfen.

Baby

Der Tag besteht ja nicht nur aus Spielen und daher wirst Du ab sofort Deine Blutkörperchen selber produzieren, da das Rückenmark ab dieser SSW dazu selber in der Lage ist. Wäre nun auch schon die Lunge ausgereift, würde der Geburt nichts mehr im Wege stehen.

Die 28. Schwangerschaftswoche

Mama

Damit Du tatsächlich problemlos stillen kannst, ist eine Vorbereitung der Brustwarzen nicht verkehrt. Kalte Güsse und der Verzicht auf den BH (zumindest zeitweise) sowie das Einreiben mit Lanolin kann gut helfen. Solltest Du bezüglich des Stillens unsicher sein, kannst Du bei der Hebamme einen Stillvorbereitungskurs buchen. Insbesondere Mütter von Zwillingspaaren können hier viele wertvolle Tipps erhalten.

Baby

Wachsen, reifen, spielen, schlafen, „essen" - viel mehr gibt es für Dich nicht zu tun.

Die 29. Schwangerschaftswoche

Mama

Die Übungswehen nehmen zu, die Konzentration und die körperliche Belastung hingegen lassen nach. Beim Essen solltest Du auf kleine Portionen achten und diese dafür über den Tag verteilen. Dies gilt auch für die notwendigen Ruhepausen. Ohne sie werden die letzten Monate wirklich anstrengend. Sollte Dir allerdings nach einem Vollbad sein, beachte, dass das Wasser 37°C nicht überschreiten sollte, anderenfalls würdest Du Deine eigene Kerntemperatur und damit auch die des Kindes unnötig erhöhen. Andere Wellness-Anwendungen wie Kosmetik, Friseur sind eine gute Entspannungsmaßnahme.

Baby

Du kannst jetzt eigenständig über Deine Körpertemperatur befinden. Zudem erhältst Du Abwehrstoffe, die Dir nach der Geburt gute Hilfe geben werden.

Die 30. Schwangerschaftswoche

Mama

Der zweite Zahnarzttermin während der Schwangerschaft sollte nun wahrgenommen werden. Die letzte, wichtige Ultraschalluntersuchung liegt nun an. Die Organe Deines Kindes werden überprüft, ob sie alle korrekt vorhanden sind, sich am rechten Platz befinden und natürlich auch funktionsfähig sind. Bis das Kind sich nun in das Becken senkt, wirst Du neben den bisherigen Beschwerden noch mit starker Atemnot und Sodbrennen zu tun haben. Jetzt füllt Dein Kind all den Platz aus, der vorhanden ist. Stelle sicher, dass Du ab jetzt die Krankenkassenkarte und den Mutterpass sowie Personalausweis immer bei Dir trägst, wenn Du das Haus verlässt. Die ganz Ungeduldigen werden auch jetzt schon ihre Krankenhaustasche packen. Vorbereitet sein ist halt Alles!

Baby

Endlich wachsen auch Deine Haare. Das Fettpolster ist mittlerweile ansehnlich. Dafür wird der Platz langsam immer weniger, weshalb es mit dem Toben und Spielen nicht mehr so weit her ist. Deine Bewegungen werden der Enge angemessen ausfallen. Aber noch hast Du Platz, um Dich zu drehen. Vielleicht drehst Du Dich schon für die Geburt mit dem Kopf nach unten in die Gebärmutter. Allerdings wäre dafür immer noch Zeit.

Die 31. Schwangerschaftswoche

Mama

Wenn Du gedacht hast, dass Du jetzt schon ein ansehnliches Bäuchlein vor Dir herschiebst, lass Dir gesagt sein, dass sich das Gewicht des Kindes noch einmal verdoppeln wird. Der gesamte Beckenbereich wird als Vorbereitung auf eine leichte Geburt aufgelockert. Allerdings wird dadurch auch die Plazentaschranke durchlässiger, weshalb Krankheitserreger durchaus hindurch geraten könnten. Infizierst Du Dich also gerade jetzt mit Influenza oder einer anderen Krankheit, solltest Du Deinen Arzt informieren. Gegebenenfalls ist eine konkrete Behandlung notwendig. Achte auf eine ausreichende Flüssigkeitszufuhr. Ohne sie kann es zu Schwindel, Übelkeit und vor Allem Kopfschmerzen kommen. Der Frauenarzt überprüft jetzt, ob eine natürliche Geburt möglich ist oder ob ein Kaiserschnitt nicht auszuschließen ist. Vielleicht möchtest Du aber auch einen Wunschkaiserschnitt. Dann musst Du dies jetzt mit dem Arzt und Deiner Wunschklinik besprechen.

Baby

Pro Woche wächst Du nun einen ganzen Zentimeter. Schwerstarbeit! Auch die Lunge ist jetzt fast vollständig ausgereift, braucht aber noch den letzten Schliff. Aufgrund dieser Schwerstarbeit benötigst Du immer noch viel Schlaf.

Die 32. Schwangerschaftswoche

Mama

Hast Du irgendwie das Gefühl, als würde das Kind Dich förmlich aussaugen? Du liegst richtig, denn es versucht, so viele Nährstoffe wie nur möglich aufzunehmen, um die ersten Tage nach der Geburt bei Bedarf von seinen Reserven „leben“ zu können. Aufgrund des Platzmangels werden die Tritte und Stöße sowohl leichter, als auch weniger. Trotzdem kann es kurzfristig zu Atemnot kommen, wenn nämlich die Füße direkt in Dein Zwerchfell treten. Rote Hautausschläge sind für gewöhnlich eine Reaktion auf die hormonellen Umstellungen, die sich kurz vor der Geburt einstellen. Sie vergehen von alleine. Vermeide nun allen Stress. Doch kannst Du schon vorarbeiten: Fülle die Anträge für Kinder- und Elterngeld aus. Lasse Dir vom Gynäkologen eine Bescheinigung hinsichtlich der bevorstehenden Geburt geben, um bei der Krankenkasse das Mutterschaftsgeld zu beantragen. Zudem wird die Geburtsurkunde von Dir und Deinem Mann benötigt, um nach der Geburt das Standesamt aufzusuchen. Jetzt ist auch der letzte Moment, um die Elternzeit zu beantragen. Dies gilt auch für Deinen Mann. Die Vorlaufzeit hierfür beträgt minimal 7 Wochen. Seid Ihr unverheiratet, kann bereits jetzt die Anerkennung der Vaterschaft angeschoben werden. Dies gilt auch für ein gemeinsames Sorgerecht. Beides wird beim Jugendamt beantragt.

Baby

ENDLICH – auch die Lunge ist jetzt ausgereift, sodass Du theoretisch auch jetzt schon zur Welt kommen könntest. Allerdings musst Du noch ausreichend „Surfactant“ produzieren, damit Deine Lunge bei der Geburt nicht kollabiert und zusammenklebt und ein kleines Momentchen benötigt auch der Verdauungstrakt noch, bis man ihn alleine arbeiten lassen kann.

Die 33. Schwangerschaftswoche

Mama

Die Senkwehen drücken das Kind langsam im Bauchraum nach unten, in das Becken hinein. Sind sie erfolgreich, kannst Du endlich wieder leichter atmen. Trotz Allem
ist Dein Bauch immer noch am Wachsen. Solltest Du Schmerzen im Oberbauch bekommen, sollte der Arzt konsultiert werden, um eine Klärung herbei zu führen. Eine tägliche Dammmassage wird helfen, dass der Damm bei einer schnellen Geburt nicht reißt.

Baby

Fettpolster schaffen und schlafen, viel mehr gibt es für Dich nicht mehr zu tun. Dafür hängst Du aber schon kopfunter wie eine Fledermaus in der Gebärmutter.

Die 34. Schwangerschaftswoche

Mama

Viele Milchprodukte sollten aufgrund des zurzeit erhöhten Kalziumbedarfs auf dem Speiseplan stehen. Ab 6 Wochen vor und 8 Wochen nach der Geburt darfst Du gemäß Mutterschutzgesetz nicht arbeiten. Zum Lohnausgleich zahlt die Krankenkasse in diesen Zeitraum das Mutterschaftsgeld. Solltest Du nicht arbeiten, entfällt diese Zahlung selbstverständlich.

Baby

Immer noch bist Du im Aufbau Deiner Reserve. Deine Knochen und Nägel liegen im Zentrum des Geschehens.

Die 35. Schwangerschaftswoche

Mama

Würde das Kind jetzt zur Welt kommen, würde es aufgrund seines Gewichtes immer noch als Frühgeburt gelten. Ruhe Dich so oft Du kannst aus. Senkwehen, Frühwehen und andere Wehen, die Dich auf die Geburt vorbereiten, werden nun in unterschiedlicher Stärke und Zahl ihr Werk verrichten. Doch wirst Du sie vielleicht eher als ein unangenehmes Ziehen im Unterleib, ähnlich der Regelblutung, wahrnehmen. Du solltest sie ernst nehmen, aber nicht zu ernst. Sollte es dabei zu einem flüssigen, blutigen Ausfluss kommen, ist sofort der Frauenarzt oder die Hebamme zu kontaktieren. Auch in dieser Endphase ist auf Nummer sicher zu gehen. Bei diesen letzten Besuchen beim Frauenarzt wird das Scheidenmillieu kontrolliert, damit das Kind durch ein sauberes Millieu auf die Welt kommt. Bei Bedarf muss noch eine Millieu-Sanierung durchgeführt werden. Aber dafür bist Du beim Gynäkologen in den besten Händen.

Baby

Du bist jetzt perfekt. Du bist derjenige, der den Startschuss gibt. Also warte auf den rechten Moment.

Die 36. Schwangerschaftswoche

Mama

Warten ist nicht schön. Doch wird dieses Warten davon erhellt, dass Du einen Fuß oder einen Ellenbogen bei den Stößen förmlich greifen kannst. Ein wunderschöner Anblick! Auch Dein Mann wird sich nicht satt sehen können. Dass Du kaum noch Appetit hast, Dir jede Bewegung zur Anstrengung wird ist normal. Ähnliches könnte Dir die Laune verderben, wenn Du nicht wüsstest, worauf Du eigentlich wartest. Sollte das Kind quer oder in Steißlage liegen, wird die Hebamme versuchen, es noch zum Drehen zu animieren, auch wenn der Platz sehr gering ist. Dies gilt übrigens auch für Sterngucker, also Kinder die zum Schambein schauen.

Baby

Du liegst jetzt mit der Stirn im Beckenring. Gut, dass die Knochen so stabil sind. Die Käseschmiere verschwindet, sodass Du in zart rosa Babyhaut auf die Geburt wartest. Da es nichts anderes zu tun gibt, erhöhst Du weiterhin Dein Gewicht.

Die 37. Schwangerschaftswoche

Mama

Tief durchatmen und Geduld beweisen. Und „Eile mit Weile". Alles dauert jetzt länger. Die Geburt, die perfekt von Deinem Kind ausgelöst werden wird, kannst Du nicht verpassen. Also warte in aller Ruhe, mit guten Büchern und leckerem Kräutertee einfach ab, bis es endlich losgeht. Sollte es Dir schlecht gehen, steht Deine Hebamme mit Rat und Tat wie üblich an Deiner Seite. Würden Frauenarzt oder Hebamme Unregelmäßigkeiten erkennen, würden sie Dich schnellstmöglich mit dem Krankenwagen ins Krankenhaus verfrachten.

Baby

Pole-Position! Du hast Dich korrekt in das Becken abgesenkt, sodass die Nabelschnur hinter Dir liegt. So kann sie sich bei den Presswehen nicht verklemmen. Jetzt heißt es, weiter abzuwarten.

Die 38. Schwangerschaftswoche

Mama

Zu diesem Zeitpunkt ist die Geburt ein Kann, aber kein Muss. Dennoch könntest Du bemerken, dass Du einen vermehrten Scheidenausfluss hast. Sollte sich Durchfall einstellen, der aber in regelmäßigen Intervallen verläuft und trotz leeren Darms nicht wieder aufhört, kannst Du sicher sein, dass der Geburtsprozess gerade begonnen hat. Stellen sich diese Symptome noch nicht ein, heißt es weiterhin ruhige Geduld zu bewahren. Irgendwann wird es schon losgehen.

Baby

Ab jetzt produzierst Du Kortisol selber, was Dir beim selbstständigen Atmen hilft. Und ab jetzt bist Du kein Frühchen mehr! Noch steht Dir aber ein wenig Zeit zum Krafttanken zu.

Die 39. Schwangerschaftswoche

Mama

Ja, Du weißt, dass der Stichtag noch nicht erreicht ist. Aber es wäre doch nett, könntest Du Dein Kind in die Arme schließen. Viele Frauen verspüren nun den Nestbautrieb. Er äußert sich in einem Putz- und Aufräumfimmel, der sich sehen lässt. Danach blitzt und blinkt das ganze Haus. Doch kann er letzten Endes dafür verantwortlich sein, dass das Kind tief einsinkt und vielleicht endlich die Fruchtblase platzt.

Baby

Noch immer wächst Du und sammelst Kraft. Lass' Dir ruhig noch ein paar Tage Zeit.

Die 40. Schwangerschaftswoche

Mama

Vermutlich wirst Du jetzt langsam Deine Hebamme mit Fragen nerven, wie die Wehentätigkeit in Gang gebracht und gefördert werden kann.

Eine sanfte Bauchmassage, ein warmes Bad mit ätherischen Ölen, eine Akupunktur oder auch ein wenig Sex – es gibt verschiedene Methoden, um die Wehentätigkeit in Gang zu setzen. Doch sollte jede Methode mit der Hebamme oder dem Frauenarzt abgesprochen werden. Es wird aber nicht alleine experimentiert, okay?

Baby

Es wird unerträglich eng für Dich, sodass Du die Arme und Beine extrem eng anwinkeln musst. Willst Du immer noch nicht den Startschuss für die Geburt geben?

Die 41. Schwangerschaftswoche

Mama

Du wirst nun vermutlich alle 2 Tage, vielleicht sogar jeden Tag bei der Hebamme oder dem Frauenarzt einbestellt werden. Denn jetzt wird es wirklich Zeit! Aber es besteht noch kein Grund zur Sorge. Vertrauen den Beiden – sie wissen, was sie tun. Viele Ärzte raten in der 41. SSW zur Einleitung, damit es nicht auf den letzten Metern zu Komplikationen kommt. Wenn aber alle Parameter sich im grünen Bereich befinden, spricht nichts dagegen, auf eine natürliche Geburt zu warten. Denn die meisten Kinder entschließen sich zum Ende der 41. SSW dann doch zur Spontangeburt. ENDLICH!

Baby

Bist Du noch einmal eingeschlafen? Alle warten auf Dich.

Auswahl der Hebamme

Wusstest Du, dass Du die Option hast, Dich während der gesamten Schwangerschaft von einer Hebamme betreuen zu lassen? Die Krankenkasse übernimmt sowohl die Untersuchungen beim Frauenarzt, als auch die Hebammenbetreuung. Aus diesem Grunde teilen viele Frauen die Untersuchungstermine zwischen dem Frauenarzt und der Hebamme auf. Die Gründe hierfür sind vielfältig. Oftmals ist es einfach die Tatsache, dass sich jede Frau von der Hebamme besser verstanden fühlt als von ihrem, meist männlichen, Gynäkologen. Nicht, dass diese eine schlechte Betreuung bieten. Ganz im Gegenteil, sie haben sich aus Leidenschaft für das Leben, die Geburt und die weibliche Gesundheit für diesen Berufszweig entschieden.

Normalerweise sollte es ausreichen, sich in der fünften Woche nach einer Hebamme umzuschauen. Allerdings sollte angemerkt werden, dass es in einigen Großstädten bereits zu Beginn der Schwangerschaft empfehlenswert ist, sich die Zusage einer Hebamme für die Schwangerschaftsbetreuung und die Nachsorgebetreuung zu sichern.
Für gewöhnlich wirst Du zunächst einen Termin für ein Gespräch bei der Hebamme erhalten. Natürlich kannst Du auch Deinen Mann daran teilnehmen lassen. Unter anderem sollte natürlich die Chemie stimmen. Oftmals ist es aber der errechnete Geburtstermin, der darüber entscheidet, ob die Hebamme in diesem Zeitraum eine weitere Betreuung annehmen kann oder nicht. Erst nach diesem positiv verlaufenden Gespräch kommt es zu den ersten Vorsorgeuntersuchungen. Auch die Geburtsvorbereitungskurse werden von der Hebamme angeleitet.
Natürlich gibt es aber diverse Leistungen, die die Hebamme ihren Klientinnen angedeihen lässt:

Vorgespräch

Dies wird vor jeder Aufnahme in ein Betreuungsverhältnis durch die Hebamme geführt.

Beratungen

Bis zu zwölf Mal können diese während des Schwangerschaftsverlaufes durchgeführt werden. Sie sind auch telefonisch möglich.

Vorsorge

Die regulären Vorsorgeuntersuchungen während der Schwangerschaft, inklusive Blutabnahmen, können von der Hebamme durchgeführt werden.

Behandlungen

Behandlung bei Beschwerden während der Schwangerschaft sowie Vorwehen.

Überwachung

Überwachung der Herztöne des Kindes per CTG oder Pinard-Hörrohr.

Geburtsvorbereitung in der Gruppe

Für gewöhnlich werden auch Partnerkurse angeboten, sodass der Partner auf das Ereignis „Geburt" ebenfalls intensiv vorbereitet wird und somit beste Unterstützung leisten kann. Geburtsvorbereitende Maßnahmen, die individuell abgestimmt werden, fallen ebenfalls in den meisten Fällen in ihren Bereich. Hierzu können Akupunktur, Homöopathie oder auch die Anwendung von Kräutern oder Duftölen gehören.

Unterstützung bei einer Hausgeburt

Diese Dienstleistung wird nur noch von wenigen Hebammen angeboten.

Unterstützung bei einer Fehlgeburt,

sowie die dazugehörige Nachbetreuung

Geburtshilfe

im Krankenhaus – Beleggeburt oder Geburtshilfe im Geburtshaus oder einer Hebammenpraxis.

Wochenbettbetreuung

Die Wochenbett-Betreuung ist für Mutter und Kind sehr wichtig, gerade bei Erstgebärenden. In dieser Zeit bekommst du als Vater Antworten, wenn es zu Problemen beim Stillen kommt, oder wenn Du den Baby-Blues bekommen solltest. Während der Wochenbettbetreuung oder auch Nachsorge genannt, kümmert sich die Hebamme intensiv um die physische, aber auch psychische Konstitution von Dir. Also bitte nehmt dies dankbar entgegen. Denn auch die Anfangssorgen Deines Mannes könnt Ihr bei ihr abladen.

Stillberatung

Falls Du hier Fragen hast, steht dir deine Hebamme mit Rat und Tat zur Seite

AUSNAHME

Die einzige Untersuchung, die von einer Hebamme im Zuge der Vorsorge nicht übernommen werden kann, ist die Ultraschalluntersuchung, die für gewöhnlich im Frühstadium der Schwangerschaft zum Zuge kommt. Sie kann nur durch einen Gynäkologen durchgeführt werden.

Geburtsvorbereitungskurs

Ist dieser Kurs notwendig?

Seien wir ehrlich: Du wirst Dein Kind gesund zur Welt bringen, egal, ob Du einen Geburtsvorbereitungskurs absolvierst oder nicht. Allerdings ist es nicht wirklich die Vorbereitung auf die Geburt, die diesen Kurs so wichtig macht, sondern ist es Vielmehr das Kennenlernen von anderen Schwangeren und der Austausch mit ihnen. Auch kann der Kurs wie eine Informationsbörse fungieren. Und eines kann jede Schwangere auf jeden Fall ständig gebrauchen. Vor allem, wenn es ihr erstes Kind ist. Glücklicherweise wird in jedem Geburtsvorbereitungskurs aber auch mindestens eine Schwangere sein, die das zweite oder dritte Kind zur Welt bringen möchte. Sie geben ihr Wissen garantiert gerne weiter. Egal, wie viel Du bereits schon zu wissen glaubst, während des Kurses tauchen noch weitere Fragen auf, die genau in diesem Rahmen beantwortet werden können.

Was wird gemacht?

Vermutlich kannst Du nachvollziehen, dass den meisten Schwangeren viele, viele Gedanken rund um die Schwangerschaft und die Geburt im Kopf umherschwirren. Insbesondere um den Geburtsverlauf scheinen noch alle Fragen offen zu stehen. Und mit ihnen sind auch Ängste verbunden. Ängste, die wiederum zu Komplikationen führen können. Aus diesem Grunde werden im Kurs Techniken vermittelt, wie diese Ängste mental abgelegt werden können. Denn das Zauberwort ist „Loslassen". Nicht nur das Kopfkino soll losgelassen werden. Auch die körperlichen Anspannungen müssen losgelassen werden, damit die Geburt entspannt über die Bühne gehen kann. Des Weiteren werden auch

Fragen zum Eltern-Sein angesprochen, denn auch diese können nicht zwangsläufig aus einem Ratgeber erlernt werden. Es hilft ungemein, wenn die Hebamme das Ganze praktisch vermitteln kann.

Entspannungstechniken

Wie verbessere ich unter der Geburt mein Körpergefühl? Wie schaffe ich es, in den Pausen zwischen den Wehen Kraft für die Nächsten zu schöpfen.

Bewegung

Rücken und Beckenboden werden in der Schwangerschaft ganz besonders beansprucht. Daher ist es wichtig, diese Regionen zu stärken und vor Allem beweglich zu halten. Diese Übungen werden nicht nur in der Gruppe gemacht. Du erhältst auch Anleitungen, um sie zu Hause durchzuführen. Das ist wichtig!

Geburtsablauf

Natürlich hast Du diesbezüglich Fragen. Und diese sollen beantwortet werden. Denn nur wenn Du ausreichend informiert bist, kannst Du die Angst ablegen. Angst kann nämlich den Geburtsverlauf negativ beeinflussen. Und das soll ja vermieden werden, nicht wahr?

Die Zeit nach der Geburt

Diese ist für Erstgebärende und ihre Männer absolutes Neuland. Daher werden Rollenspiele Euch Beide auf diese Zeit vorbereiten.

Mit dem Partner zusammen

Mit Partner ist der Kurs ebenfalls möglich, wenn Du dies wünschst. Unter anderem wird dem Partner vermittelt, wie er der Partnerin am besten zur Seite stehen kann. Dies kann bei jeder Frau etwas Anderes sein. Und doch kann es sein, dass Dein Partner der einzige Mensch sein wird, der während des Geburtsverlaufs noch zu Dir durchdringt. Zudem ist es auch für ihn ein unvergessliches Ereignis. Lass' ihn also teilhaben.

Wer bietet den Kurs an?

Geburtsvorbereitungskurse finden unter der versierten Anleitung einer Hebamme statt. Ob sie alleine praktiziert, in einer Hebammenpraxis, einem Geburtshaus oder die Hebammengemeinschaft einer Klinik angeschlossen ist, hast Du sicherlich schon herausgefunden. Die Kurse finden regelmäßig statt. Informiere Dich rechtzeitig über die Kurse, die passend zu Deinem Geburtstermin stattfinden. Die Hebamme wird Dir sagen, wann Du dort am besten teilnehmen solltest, um den Kurs auch rechtzeitig zur Geburt beendet zu haben. Natürlich wäre es am schönsten, wenn Du den Kurs mit Deiner Hebamme absolvieren kannst. Doch nicht immer ist in ihrem Kurs Platz, oder sie hat zu Deinem Geburtstermin keine Kurse. In einer Hebammenpraxis ist dies kein Problem, da noch andere Kurse vorhanden sind. Du wirst also auf jeden Fall einen Platz bekommen.

Ernährung, Vitamine und Nahrungsergänzungsmittel während der Schwangerschaft

Die Schwangerschaft ist ein guter Zeitpunkt, gemeinsam eine Ernährung zu finden. Denn Eines sollte Dir bewusst sein: Gesunde Ernährung beschränkt sich nicht nur auf die Schwangerschaft. Sie sollte auch nach der Entbindung weitergeführt werden. Stellen wir also eine Liste zusammen, die speziell in der Schwangerschaft, aber auch danach noch Bestand hat.

Ernährung

Vollkorn

Achte darauf, dass Du deine Wahl vermehrt auf Vollkornprodukte fällt. Hier könntest Du mit Vollkornbrot, -nudeln und-reis anfangen.

Gemüse

In der Schwangerschaft sollten stark blähende Gemüsesorten ebenso gemieden werden wie in der folgenden Stillzeit. Hierzu gehören die Hülsenfrüchte und Kohlsorten. Sollten sie dennoch verzehrt werden, ist die Verwendung von Kümmel angeraten.

Obst

Achtung – stark zuckerhaltige Früchte sollten in der Schwangerschaft nicht so oft auf dem Speiseplan stehen, da sie den Blutzuckerspiegel zu stark in die Höhe treiben.

Fleisch

Es sollte nur in geringen Mengen verzehrt werden. Zudem sollte auf magere Fleischsorten, wie Hähnchen oder Pute, zurückgegriffen werden. Fettes Fleisch stellt bitte die Ausnahme dar.

Fisch

Meerestiere dürfen auch gerne fettreich sein. Sie stellen eine gute Alternative zum Fleisch dar.

Milchprodukte

Ja, Milch und Milchprodukte schmecken mit einem hohen Fettanteil besser. Doch solltest Du darauf achten, dass Du nicht zu viele Milchprodukte zu Dir nimmst.

Fette

Fette mit einem hohen Anteil von gesättigten Fettsäuren sind zu meiden. Fette, mit ungesättigten Fettsäuren hingegen sollten sogar unbedingt auf dem Speiseplan stehen.

Lebensmittel, die du vermeiden solltest

Es gibt auch Lebensmittel, die unbedingt gemieden werden sollten. Sie können zu schwerwiegenden Problemen führen. (Dies ist jedoch ein Worst-Case- Szenario). Welche das sind, werden im Folgenden aufgelistet.

Süßigkeiten

Nein, sie sind nicht vollkommen verboten. Aber genießen solltest Du sie nur in Maßen.

Fast Food

Selbige Begründung wie bei den Süßigkeiten

Rohfleischprodukte

Rohes Fleisch kann Träger des Toxoplamosebakteriums sein. Das Kind kann dadurch gefährdet sein. Für die Mutter selber ist das Toxoplasmosebakterium ungefährlich. Dennoch solltest Du kein Risiko eingehen und daher Rohwurst sowie andere Produkte aus rohem Fleisch, wie beispielsweise Zwiebelmett oder Tartar meiden.

Rohmilchprodukte

In diesen Produkten können sich Listerien befinden. Die Krankheit, die durch diese Bakterien ausgelöst werden kann, ist für den Erwachsenen eigentlich ungefährlich. Leider kann sie für das Ungeborene eine Gefahr darstellen. Rohmilch sollte also auf jeden Fall abgekocht werden. Weich- und Rohmilchkäse ist zu meiden. Sicherheitshalber sollte vom Käse grundsätzlich die Rinde abgeschnitten werden.

Leber

Sie ist ein Träger von Vitamin A. Grundsätzlich ist Vitamin A wichtig für das Zell- und Gewebewachstum des Babys. Insbesondere die Lungenentwicklung benötigt Vitamin A. Doch kann zu viel Vitamin A sich auch negativ auf die Entwicklung des Kindes auswirken. Und genau aus diesem Grund besteht ein absolutes Verbot für den Verzehr von Leber im ersten Drittel. Schließlich gibt es noch andere Vitamin A Träger wie etwa grünblättriges Gemüse, Eigelb, Möhren und Milchprodukte. Auf sie sollte ausgewichen werden. Nach dem ersten Drittel kannst Du gerne wieder Leber auf den Tisch bringen. doch solltest Du selbst dann nicht mehr als 125 Gramm pro Woche zu Dir nehmen. Sicher ist sicher!

Mohn

Es ist noch nicht lange her, dass der Mohn, der bei uns erhältlich war, nicht sonderlich gut gereinigt war. Daher war immer wieder eine morphinähnliche Wirkung nach dem Mohnverzehr festzustellen. Heute sind die Reinigungsverfahren für Mohnsaat wesentlich effektiver, sodass kaum noch eine Gefahr besteht. Zudem senkt das Backen den Morphingehalt um ein Weiteres. Daher kann Mohngebäck, dass professionell in der Bäckerei hergestellt wurde, problemlos, natürlich in angemessenen Mengen, verzehrt werden. Das morgendliche Mohnbrötchen darf also weiterhin auf dem Frühstückstisch erscheinen.

Lakritze

Auch sie ist nicht vollständig verboten. Doch sollte diese Menge wirklich besser nur klein sein. denn Lakritze wird aus Süßholz hergestellt. In Süßholz ist Glycyrrhizin enthalten. Dies kann wiederum zu Bluthochdruck führen. Solltest Du jedoch trotzdem nicht darauf verzichten können, solltest Du nicht mehr als 100 Gramm zu Dir nehmen. Starklakritze hingegen enthält mehr Süßholz, also auch mehr Glycyrrhizin. Daher kann von ihr maximal 50 Gramm verzehrt werden.

Kaffee, Tee, Cola

Wir alle wissen, was koffeinhaltige Getränke mit uns anstellen können. Genau diese Wirkung wird auch die Schwangere bemerken, leider aber auch das Baby. Ein zu hoher Koffeinverzehr kann zu einem geringen Geburtsgewicht führen. Doch Achtung: Es ist die tägliche Gesamtmenge Koffein die zählt.

Ernährungsumstellung ja – aber auch zur veganen Ernährung? Wenn einige Punkte Beachtung finden, ist dies kein Problem. Nur muss zwingend darauf geachtet werden, dass die Nahrungsergänzungsmittel, die grundsätzlich in der veganen Ernährung notwendig sind, explizit eingehalten werden, um keine Mangelerscheinungen aufkommen zu lassen.

Vitamine und Ernährungsergänzungen

Wer sich ausgewogen ernährt, benötigt auch in der Schwangerschaft keine Vitamintabletten oder andere Nahrungsergänzungsmittel. Sollte es aus den verschiedensten Gründen allerdings tatsächlich dazu kommen, ist dies zum Wohle des Babys mit dem Arzt abzusprechen. Eine Eigenmedikation der gängigen Mittel ist nicht empfehlenswert. Da alles Hand und Fuß haben soll, ist ein Gespräch mit dem Arzt oder der Hebamme sinnvoll. Da in der Schwangerschaft auch Nahrungsergänzungsmittel anders auf den Organismus wirken können als im Normalzustand, solltet Ihr Euch rückversichern, dass Mutter und Kind tatsächlich mit den richtigen Präparaten unterstützt werden. Folgende Vitamine werden ganz besonders benötigt:

Folsäure

Die meisten Schwangeren erhalten ein derartiges Präparat. Der Grund liegt ganz einfach darin, dass der gestiegene Bedarf an Folsäure sich nur schwer über die Nahrung bewältigen lässt. Da es aber für die Zellteilung und -neubildung zuständig ist, solltest Du auf den ärztlichen Rat hören und sie einnehmen. Grüne Salate, Spinat und Vollkornprodukte sollten ganz oben auf Eurer Lebensmittelliste stehen.

Jod

Nichts ist wichtiger in einer Schwangerschaft als dieses Spurenelement, denn es ist unter Anderem wichtig für die physische und psychische Entwicklung des Babys. Bis zu 150 mg pro Tag werden benötigt, um die optimale Versorgung zu garantieren. Zu den jodhaltigen Nahrungsmitteln gehören unter anderem Milchprodukte, Meeresfische sowie Jodsalz.

Eisen

Viele Schwangere leiden an Eisenmangel. Dieser zeigt sich unter anderem in einer lähmenden Müdigkeit und extremer Blässe. Da die Blutwerte für gewöhnlich bei jedem Kontrolltermin beim Frauenarzt oder der Hebamme überprüft werden, sollte ein zu niedriger Wert frühzeitig erkannt werden. Bei einem geringen Mangel kann mit Kräuterpräparaten Abhilfe geschaffen werden. Handelt es sich um einen massiven Eisenmangel, so ist es ratsam, die vom Arzt verschriebenen Tabletten auch tatsächlich zu nehmen.

Homöopathische und herkömmliche Medikamente während der Schwangerschaft

Während der Schwangerschaft kann natürlich die eine oder andere Erkrankung auftreten, wie z.B. eine starke Erkältung, ein Magen-Darm-Infekt oder Ähnliches. Um sich in diesen Momenten zu helfen, das Kind aber auf keinen Fall schädigen wollen, ist es von Vorteil, auf sichere Präparate zurück zu kommen. Diese können sowohl aus dem Bereich der Homöopathie, der Kräuterheilkunde, aber auch aus der Schulmedizin kommen. Du hast also die Qual der Wahl. Wenn Du all dies nicht möchtest, kannst Du Deine Hebamme immer noch um eine Akupunkturbehandlung bitten. Auch diese kann bei vielen akuten Erkrankungen wahre Wunder bewirken. Natürlich gilt aber auch bei Erkrankungen, dass bei extremen Symptomen wie hohem Fieber und Ähnlichem selbstverständlich der Arzt zu konsultieren ist.

Homöopathische Mittel

In der Homöopathie gibt es so genannte bewährte Indikationen. Grundsätzlich können sie auch in der Schwangerschaft verabreicht werden, von einigen Ausnahmen abgesehen. Diese können durchaus vorzeitige Wehen auslösen. Die versierte Hebamme kennt sich mit homöopathischen Mitteln gut aus. So kann sie Dir sowohl für akute Beschwerden, als auch für die Geburtsvorbereitung das passende Mittel aus der Vielzahl der Homöopathika heraussuchen. Bevor Du zur Eigenbehandlung greifst, solltest Du Dich mit der Hebamme absprechen, wenn Du hinsichtlich der Mittelwahl unsicher bist. Vorab nun eine Übersicht über die möglichen Mittel, die dir bei den aufgelisteten Beschwerden zur Seite stehen:

Empfehlung

Aconitum Napellus D12
Acidum fluoricum D12
Arnica D12
Barium carbonicum D12
Belladonna D12
Bryonia Alba D12
Calcium Carbonicum Hahnemanni D12
Gelsemium D12
Hamamelis D12
Ignatia D12
Lycopodium D12
Natrium Chloratum D12
Nux vomica D12
Pulsatilla D12

Erkältung

Kommt es schnell und überraschend zu entsprechenden Symptomen wie Frösteln, oder sind die Symptome durch Zugluft oder kalten Wind entstanden, bist Du etwas ängstlich oder unruhig und möchtest das aufkommende Fieber mit Kaltem bekämpfen, so ist *Aconitum Napellus D12* das Mittel der Wahl. Eine fiebrige Erkältung, die schon einige Tage besteht, aber sich nicht bessert, kann mit *Belladonna D12* behandelt werden.

Kopfschmerzen

Es gibt verschiedene Arten des Kopfschmerzes, sodass unterschiedliche Mittel zur Anwendung kommen.

1. Berstende, pulsierende, heftige oder auch klopfende Kopfschmerzen als Folge von Sonnenstich, Grippe, Verkühlung oder Stockschnupfen
   ==> *Belladonna D12.*

2. Berstender Schmerz, der sich bereits bei der kleinsten Bewegung verschlimmert. Er sitzt direkt hinter den Augen. Reizbarkeit, Jähzorn
   ==>*Bryonia Alba D12*
3. Dumpfer, pulsierender und schwerer Schmerz, als Folge von Angst, Sonne, Grippe oder Sorgen. Sehstörungen, Gefühl als wäre der Kopf in einem Schraubstock. Müde, schlapp, erschöpft, apathisch ==> *Gelsemium D12*.
4. Folge von Trauer oder Kummer, ein Schmerz wie ein Nagel im Kopf, Die Frau zeigt ein widersprüchliches Verhalten
   ==> *Ignatia D12*.
5. Folge von Kummer und Sorgen, aber klopfender, hämmernder Schmerz
   ==> *Natrium Chloratum D12*.
6. Drückender Schmerz, Folge von drückender Luft, fettigen Speisen, Erkältung, aber auch Sorgen und Kummer
   ==> *Pulsatilla D12*.
7. Spannungskopfschmerz in Folge von Stress, Tee oder Kaffeegenuss. Die Schmerzen sind am Hinterkopf oder über den Augen. Morgendliche Übelkeit und Würgereize.
   ==> *Nux vomica D12*.

Wassereinlagerungen

Sie sollten stets unter der Kontrolle des Frauenarztes oder der Hebamme bleiben! Sie sind in der Schwangerschaft für gewöhnlich durch die hormonellen Umstellungen zu begründen. Doch sprechen auch genetische Dispositionen, hoher Blutdruck, ein schwaches Bindegewebe sowie natürlich langes Stehen für Wasseransammlungen. Grundsätzlich sollte vorsichtshalber die Nieren- und Herzfunktion überprüft werden.

1. Schmerzlose, juckende Unterschenkel, erweiterte Venen
   ==> *Acidum fluoricum D12.*
2. Schweregefühl des betroffenen Gebietes, schmerzhafter Druck, eventuell punktförmige Blutungen, Nasenbluten, Hämorrhoiden, eventuell Kreuzschmerzen
   ==> *Hamamelis D12.*
3. Venenschmerzen, verstärkt in der Schwangerschaft, Risse am After, Hämorrhoiden, Wassereinlagerungen in der unteren Körperhälfte während die obere nicht betroffen ist
   ==> *Lycopodium D12.*
4. Schwere Beine, Wassereinlagerungen in den Fingern und dem Gesicht, Neigung zu Infekten
   ==> *Calcium Carbonicum Hahnemani D12.*
5. Menschen, die zu gerötetem Gesicht neigen, Überaktivität, Gutmütigkeit, hoher Blutdruck
   ==> *Arnica D12.*
6. Übergewicht, Gesichtsblässe, Neigung zu Ohnmacht und Erkältungen, hoher Blutdruck
   ==> *Barium carbonicum D12.*

7. Allgemeines Unwohlsein, aufgedunsenes Gesicht, übermäßiger Durst, Verdauungsstörungen, gestresst und leicht reizbar
   ==> *Nux Vomica D12.*

Wie auch bei Erkrankungen außerhalb der Schwangerschaft ist jedes Mittel individuell zu ermitteln. Die bewährten Indikationen helfen bei ein- oder zweimaligem Einsatz. Beim Fortbestehen der Beschwerden sollte die mit Homöopathie vertraute Hebamme bzw. der Frauenarzt das

Konstitutionsmittel ermittelt, welches auch langfristig eingenommen werden kann.

Herkömmliche Mittel

Auch wenn die Schwangerschaft selber keine Krankheit ist, kann es natürlich vorkommen, dass Du dennoch Medikamente nehmen musst, die Du bereits seit längerem aus anderen medizinischen Gründen verordnet bekommen hast. Um sicher zu sein, dass diese Präparate das Baby bzw. seine Entwicklung nicht beeinträchtigen, sollten alle regulären Medikamente beim Frauenarzt angegeben werden. Sollte eines dabei sein, dass nicht in einer Schwangerschaft geeignet ist, wird der Gynäkologe dies bemerken und gegebenenfalls die entsprechenden Präparate austauschen.

Sollten kurzfristig Kopfschmerztabletten oder Ähnliches notwendig sein, sollte dies zuvor mit dem Gynäkologen oder der Hebamme abgesprochen werden. Ist dies nicht möglich, lass' Dich in der Apotheke ausgiebig über das gewünschte Präparat informieren. Auf keinen Fall solltest Du eigenständig zu irgendwelchen Hilfsmitteln greifen. Es geht nicht nur um Dich, sondern auch um Dein Baby.

Kräuter

Wenn Du Kräuter einsetzen möchtest, solltest Du Dich am besten durch einen sehr guten Ratgeber für Kräuter in der Schwangerschaft informieren oder bei einer Hebamme einen entsprechenden Kräuterkurs belegen. Kräuter sind eine sanfte Methode, um Alltagsbeschwerden auch in der Schwangerschaft zu beheben. Doch gibt es einige Kräuter, die sich konträr verhalten könnten. Wenn Du Dich also nicht auskennst, sind auch Kräutereinnahmen mit der Hebamme abzusprechen. Sie kann Dir eine Liste der Kräuter geben, die Du problemlos bei Alltagsbeschwerden einsetzen kannst.

Sex während der Schwangerschaft

Zunächst die positive Nachricht: Du bist nicht die einzige Frau, die sich bezüglich dieser Frage große Gedanken macht. Verständlich, schließlich ist Dein Körper zu Zeit großen Veränderungen ausgesetzt. Hier spannen die Brüste, da zieht es im Unterleib. Nicht immer bist Du jetzt in der Stimmung zu- für Sex. Von den hormonellen Umstellungen wollen wir gar nicht reden. Den einen Tag bist Du weinerlich, den nächsten hochgradig von Allem und Jedem genervt. Genauso wird es Dir eventuell mit Deinem Verlangen nach Berührungen, Zärtlichkeiten und auch Sex gehen. Nein, Dir fehlt nichts. Es sind nur die Hormone, die sich vorgenommen haben, die Sache mit der Achterbahnfahrt ernst zu nehmen. Mache Dir also nicht allzu viele Gedanken darum. Sollte Dein Mann Dich nicht sofort verstehen, ist ein ernstes Gespräch nötig. Er steckt nicht in Deinen Schuhen und kann als Mann vermutlich auch gar nicht nachempfinden, was in Dir gerade so alles los ist. Braucht er auch gar nicht. Aber es wäre schön, wenn er Dir den Rücken frei halten würde und Deine hormonellen Höhen und Tiefen so hinnimmt, wie sie auftauchen. Nein, das wird nicht unbedingt einfach für ihn. Aber es gehört auch dazu und geht ja auch wieder vorbei.

Nun möchtest Du sicher auch noch wissen, bis zu welcher SSW Sex erlaubt ist. Leider lässt sich das gar nicht pauschal sagen. Es kommt natürlich auf Dein aktuelles Wohlbefinden an. Höre auf Deinen Körper und auf Dein Herz. Auch wenn Du in den ersten Wochen vielleicht lieber auf Kuschel-Sex setzen solltest, musst Du während der restlichen Zeit auf Nichts verzichten, solange es Dir und dem Kind dabei gut geht.

Einige Frauen nutzen Sex kurz vor der Entbindung auch, um die Wehentätigkeit auszulösen.

Für Dich gibt es also nur einige Dinge zu beachten:

In den ersten zwölf SSW solltet Ihr es eher ruhig angehen lassen. Nicht, dass das Kind zu irgendeinem Zeitpunkt in Gefahr wäre, wenn Ihr miteinander schlafen wollt. Im Gegenteil! Doch bilden sich eventuell Muskelkontraktionen, die eine Wehentätigkeit auslösen können. Nach der zwölften SSW hat sich der Embryo derart festgesetzt, dass unter normalen Umständen bis zur Geburtseinleitung nichts mehr passieren sollte.

Sollte Dein Mann Bedenken haben, nehmt Euch die Zeit, um ein ruhiges Gespräch zur Klärung zu führen. Dies gilt auch, wenn Du zeitweilig einfach keine Lust verspürst. Natürlich wäre es schön, wenn Dein Mann dies ohne weiteres Nachfragen versteht. Wenn nicht, solltest Du das Gespräch suchen. Denn er kann sich nicht ansatzweise in Dich und Deine hormonell bedingten Stimmungsschwankungen hineinversetzen. Vielleicht kann es notwendig sein, dass Ihr Euer Liebesleben für die Zeit der Schwangerschaft neu erfindet. Es ist ja ohnehin gerade eine Zeit der Veränderung, nicht wahr?

Umstandskleidung kaufen

Es ist kein Geheimnis, dass die Schwangerschaft nicht immer freundlich mit Deiner Figur umgehen wird. Genau aus diesem Grund wirst Du früher oder später shoppen gehen müssen. Für gewöhnlich ist es ab dem 5. Monat offensichtlich, dass Du schwanger bist und Du wirst es auch am Hosenbündchen merken, dass sich Dein Körper der Schwangerschaft entsprechend verändert: Das Becken scheint breiter zu werden. Der Bauch beginnt sich zu runden. Vielleicht gibt es auch schon Wassereinlagerungen, die ebenfalls zum Spannen der Kleidung führen können.

Sicherlich gibt es Schwangerschaftsmode, die einfach jedem Style angepasst ist. Jedoch ist es ab einem bestimmten Punkt eigentlich gar nicht mehr so wichtig, ob man seinem Style entsprechen kann. Wichtig ist, dass man sich trotz des Babybauches, der Rückenschmerzen und anderer Unannehmlichkeiten, die nun einmal mit der Schwangerschaft einhergehen, wohlfühlt. Die Kleidung muss gerade in den letzten Wochen vor Allem bequem sein, damit Mutter und Kind nicht eingeengt werden.

Wo kann ich es kaufen?

Die meisten Modegeschäfte führen keine Umstandsmode. Es ist daher sinnvoll, sich einen entsprechenden Laden für Umstandsmode zu suchen. Gerade in kleineren Städten könnte dies schwierig sein. In Großstädten jedoch genügt ein Blick ins Telefonbuch, um die entsprechenden Läden zu finden. Oftmals führen die Läden mit Babyausstattungen auch Umstandsmode. Es sieht also so aus, als würdest Du einen ganzen Tag für beide Einkäufe und natürlich den großen Wagen zum Abtransport Deiner Beute benötigen.

Natürlich ist das online-shopping ebenso möglich. Viele Anbieter lassen sich im Internet finden, sodass Du mit Deinem Mann zusammen in aller Ruhe aussuchen, bestellen und bequem zu Hause anprobieren kannst. Gegebenenfalls auch wieder zurückschicken kannst.

Was brauche ich?

Diesbezüglich gehen die Meinungen auseinander. Natürlich kommt es auch auf Deinen Beruf an, den Du natürlich noch einige Zeit zu erfüllen hast. Sicherlich gibt es für jeden Berufszweig, in dem eine konkrete Berufskleidung erwünscht ist, auch Modelle für Schwangere. Diese müsste dann aber vom Arbeitgeber gestellt werden. Hinsichtlich der Unterwäsche solltest Du Dir überlegen, was tatsächlich notwendig ist und was nicht. Sorge einfach dafür, dass Du mindestens eine doppelte Ausstattung hast. Zudem solltest Du verschiedene Größen, insbesondere der BH's, parat halten. Denn es ist sinnvoll, dass die Unterwäsche wirklich gut passt und Du solltest die folgenden Kleidungsstücke als minimale Ausstattung betrachten.

- ☐ 2 Umstands-Jeans. Im Sommer kommen noch ein bis zwei kurze Hosen oder Röcke hinzu. Es gibt verschiedene Schnitte. Ob nun das Modell mit dem hoch reichenden Gummizug oder das sehr tief sitzende Bündchen präferiert wird, ist eine individuelle Entscheidung. Probier Dich am besten durch die Modelle durch.
- ☐ Umstands-T-Shirts: Je nach Jahreszeit können diese unterschiedlich ausfallen. Da das Angebot sehr groß ist, wird es an unterschiedlichen Mustern und Schnitten nicht mangeln. Es empfiehlt sich, für jeden Tag Eines zu haben.

- Kostüm: Benötigst Du für die Arbeit ein Kostüm oder einen Hosenanzug, ist darauf zu achten, dass auch diese Hosen und Jacken „mitwachsen“. Selbiges gilt auch für die Blusen, die Du zu diesem Outfit benötigen wirst. ACHTUNG: Hochhackige Schuhe sind nun nicht mehr angesagt. Sicherlich wirst Du darin laufen können, aber es wird nicht gut für Deinen Rücken, Dein Becken und vor allem Deine Beine sein. Auch wenn es einen kleinen Stilbruch bedeutet, solltest Du in diesen Monaten Schuhe mit niedrigen Absätzen tragen.
- Jacke und Mantel: Gerade in der kalten Jahreszeit ist es wichtig, den größer werdenden Bauch unter die Jacke / den Mantel zu bekommen. Du kommst also um eine entsprechende Neuanschaffung nicht herum. Und lass' noch ein wenig Platz. Der Bauch wird ja vermutlich noch ein wenig größer. Cardigans eignen sich übrigens ebenfalls sehr gut, da sie bis zu einem bestimmten Punkt mitwachsen. Zum Ende der Schwangerschaft hin wird dann halt einfach eine größere Kleidergröße gekauft. Passt dann schon.
- Bauchbänder: Ja, sie können sehr schön aussehen. Aber eigentlich sind sie dazu da, die Bauchmuskulatur und das Bindegewebe zu unterstützen. Zusammen mit der Bauchmuskulatur wird auch die Rückenmuskulatur entlastet. Bis zum Ende der Schwangerschaft sollten die Bauchbänder getragen werden, ganz besonders, wenn bereits ein schwaches Bindegewebe vorhanden ist.
- Badeanzug oder Bikini: Da Schwimmen für die werdende Mutter sehr gut ist, sollte man sich einen gut passenden Bikini oder einen Schwangerschaftsbadeanzug besorgen.

- Sportkleidung: Hier genügt oftmals eine größere Größe, sodass Du diese Kleidung auch direkt nach der Entbindung tragen kannst

Worauf muss ich achten?

Vorgabe Nummer 1

Fühle Dich wohl! Wenn Du gerne betonende Kleidung trägst und sehr feminin bist, solltest Du es auch in der Schwangerschaft bleiben. Dafür sind die verschiedenen Styles vorhanden – damit jede Frau für den passenden Anlass den perfekten Style auch in der Schwangerschaft kreieren kann.

Vorgabe Nummer 2

Denke immer daran, dass sich Dein Körper bis zur letzten Woche hin immer wieder verändert. Daher ist es wichtig, dass sich auch die Kleidung variabel zeigt. Du wirst auch feststellen, dass es in den ersten Wochen der Schwangerschaft vielleicht noch viel Spaß macht zu shoppen. Doch je weiter die Schwangerschaft voranschreitet, desto mehr Unbehagen bereiten Dir vermutlich Einkaufszentren. Sie sind warm, laut und voller drängelnder Menschen. Deshalb ist es von Vorteil, wenn Du bereits alles, was Du in diesen letzten Wochen der Schwangerschaft und in den ersten Wochen für das Kind benötigst, bereits im Hause hast.

Vorgabe Nummer 3

Viele Sachen, die Du in der Schwangerschaft trägst, kannst Du auch im Anschluss noch tragen. In der Phase, in der sich der Körper wieder zurückbildet, die Pfunde schwinden und die Wasseransammlungen dahin schmelzen, wird sich Vieles, aufgrund der bequemen Tragweise, als sehr praktisch erweisen. Achte also darauf, dass sie eine gute Qualität besitzen und gut kombinierbar sind.

Vorgabe Nummer 4

Da die Schwangerschaft, die Geburt und auch die erste Zeit mit dem Kind mit vielem Neuen behaftet ist, solltest Du es Dir ersparen, modisch neue Wege beschreiten, oder „Miss Perfect" sein zu wollen. Dafür hast Du später immer noch Zeit, wenn Du Dich mit dem Kind zusammengerauft hast o-der wieder zur Arbeit gehen musst. Nein, von Gehenlassen oder schlampiger Kleidung spricht niemand. Aber sie sollte bequem, praktisch und vor Allem gut waschbar sein.

Tipp

Hemden vom Mann können, in die Hose gesteckt, auch sehr stylisch aussehen.

Beschwerden während der Schwangerschaft

Vermutlich hast auch Du noch nicht von einer Schwangerschaft gehört, die vollkommen ohne Beschwerden abgelaufen ist. Bei diesen handelt es sich um eine Art Nebenwirkung, die durch unter anderem durch die Hormone bzw. den aktuellen Hormoncocktail im Körper zustande kommen. Viele Nebenwirkungen sind denkbar. Daher sollen nachfolgend die einmal aufgeführt werden, die sich am häufigsten zeigen:

Vorab eine Auflistung in chronologischer Reihenfolge:

- *Morgendliche Übelkeit*
- *Empfindsamer Geschmacks- und Geruchssinn*
- *Schlafstörungen*
- *Stimmungsschwankungen*
- *Wassereinlagerungen*
- *Rückenschmerzen*
- *Ziehen im Unterleib*
- *Kopfschmerzen*
- *Zahnfleischbluten*
- *Blähungen und Verstopfung*
- *Wadenkrämpfe*
- *Sodbrennen*
- *Übergewicht*
- *Hämorrhoiden*

Morgendliche Übelkeit

Ein Übel, an dem Du vermutlich nicht vorbeikommst. Sie hält unterschiedlich lange an und ist auch unterschiedlich intensiv. Daher kann keine Prognose gegeben werden, wie lange Du eventuell von ihr befallen bist. Doch Eines ist sicher – wenn die Übelkeit vorhanden ist, kann es von Vorteil sein, einige kleine Hausmittelchen bereits im Haus zu haben. Ingwer wirkt sich sehr positiv auf den Magen aus. Daher sollten unbedingt Ingwerbonbons im Hause sein. Getrocknete Aprikosen helfen, den im Ungleichgewicht befindlichen Kaliumwert zu stabilisieren. Haferbrei ist in der Lage, die überschüssige Säure im Magen zu binden. Fettarmes Essen und ausreichend Flüssigkeitsaufnahme sind zu empfehlen. Zudem sollten viele kleine Mahlzeiten zu sich genommen werden, um den Magen zu entlasten. Vielleicht ist es ja möglich, bereits vor dem Aufstehen eine Kleinigkeit im Bett zu essen und zu trinken. Stress vermeiden hilft vielleicht nicht sofort, kann dauerhaft aber zu einer Beruhigung des Magens verhelfen. Eventuell ist es sinnvoll, sich von der Hebamme akupunktieren zu lassen. Auch verschiedene Gynäkologen verfügen über diese Fähigkeiten.

Tipps – was könnte helfen:

- *Ingwer*
- *Ingwerbonbons*
- *Getrocknete Aprikosen*
- *Haferbrei*
- *Fettarmes Essen*
- *Ausreichend Flüssigkeitsaufnahme*
- *Viele kleine Mahlzeiten*
- *Stress vermeiden*

Empfindsamer Geschmacks- und Geruchssinn

Das erste, was sich bei Dir in der Schwangerschaft verändern wird, ist der Hormonhaushalt. Dieser ist auch für die Veränderungen im Bereich der Geruchs- und Geschmacksempfindung verantwortlich. So kann es passieren, dass Deine absoluten Lieblingsdüfte mit einem Male ganz furchtbar riechen und Dein Lieblingsgericht wie Schmierseife schmeckt. Weiterhin kann es sein, dass sich die Geschmäcker verschieben – ursprünglich Süßes schmeckt bitter und Salziges scharf. Ja, für Dich ist dies sicherlich unangenehm oder sogar ganz fürchterlich, wenn nämlich mit den Geruchs- und Geschmacksempfindungen eine starke Übelkeit einhergeht. Doch keine Bange – für gewöhnlich verschwinden diese Schwierigkeiten zu Beginn des zweiten Drittels. Wenn Du feststellst, dass bestimmte Gerüche, aber auch Gerichte zu Übelkeit oder Unwohlsein führen, lass sie für die nächste Zeit einfach weg und probiere etwas anderes aus. Wenn Übelkeit und Geruchsbelastungen zu groß werden, sollte dies beim nächsten Termin beim Frauenarzt oder bei der Hebamme angesprochen werden. Einer von beiden hat bestimmt einen sehr guten Rat, um die Belastung abzustellen.

Tipps – was könnte helfen:

- *Spezielle Gerüche meiden*
- *Spezielle Gerichte/ Mahlzeiten meiden*

Schlafstörungen

Nicht selten beginnen die Schlafstörungen bereits in der Frühschwangerschaft. Wenn dies nicht der Fall ist, werden sie sich auf jeden Fall im letzten Drittel einstellen. Zumindest in der fortgeschrittenen Schwangerschaft ist eine Begründung offensichtlich – Rückenschmerzen, Sodbrennen, vielleicht die ersten Senkwehen und natürlich die Problematik, andauernder Harndrang, die passende Schlafposition zu finden und natürlich die Tatsache, dass das Kind immer mehr Energie abzieht. Klar, es will ja so kräftig wie nur möglich auf die Welt kommen. Und dafür benötigt es nun einmal viel Kraft. Allein der Geburtsvorgang ist ein sehr intensives Geschehen, das von Mutter und Kind viel Kraft verlangen wird. Da hilft nur eines: Sorge dafür, dass Du Dir stets Deine Ruhepause gönnst, wenn Du sie benötigst. Bist Du erst einmal in der Zeit des Schwangerschaftsurlaubes vor der Geburt angekommen, so gibt es Nichts und Niemanden mehr, der Dich antreiben kann – außer dem Kind. Einer regelmäßigen Ruhepause steht also gar nichts im Wege. In der Frühschwangerschaft sieht es ganz anders aus. Denn hier ist es die schnelle Hormonumstellung, die gewissermaßen den gesamten Organismus auf den Kopf stellt. Doch auch andere Ursachen wie Zukunftsängste, eine generelle Angst vor der Geburt, Wadenkrämpfe, Albträume oder auch empfindliche Brüste können zu einer inneren Unruhe führen, die einem den Schlaf rauben. Wenn es hilft, kannst Du Deinen Mann auch um eine beruhigende Massage bitten. Hierzu eignen sich entspannende, ätherische Öle. Meditationsmusik oder eine spezielle Zusammenstellung von Einschlafmusik ist ebenfalls ein Versuch wert. Und noch Eines: Wenn Du tatsächlich während der gesamten Schwangerschaft Schlafprobleme hast, versuch einen Weg zu finden, dass Du am Tage die eine oder andere schlaflose Stunde nachholen kannst. Auch wenn das Ende absehbar ist, können 40 – 42

Wochen recht lang werden, wenn nicht ausreichend Schlaf vorhanden ist.

Tipps – was könnte helfen:

- *Ruhepausen*
- *Massagen*
- *Meditationsmusik*
- *Einschlafmusik*

Stimmungsschwankungen

Es muss nicht auf jede Frau zutreffen, aber für viele Frauen ist die Schwangerschaft eine Achterbahnfahrt. Eine Achterbahn der Gefühle. Vorwiegend sind die Hormone Progesteron und Östrogen dafür verantwortlich. Eine weitere Ursache jedoch sind die Ängste, die auch stets mit einer Schwangerschaft einhergehen. Angst um den Ausgang der Schwangerschaft, Angst um die erste Zeit mit dem Baby, Angst um die Zukunft und natürlich ganz generell Angst um die Welt an sich! Genau genommen ist das aber normal. Schließlich geht es um eine Verantwortung, der weder Mann noch Frau sich bisher jemals stellen mussten. Es kann dann schon vorkommen, dass die Psyche sich mehr als überfordert fühlt. So, jetzt kommt wieder der Papa ins Spiel:
Er sollte dafür sorgen, dass immer ausreichend Schokolade, Eis und andere Seelentröster im Hause sind. Natürlich sollte auch Deine Lieblingsmusik in Greifweite sein.
Shoppen gehen oder einen Kulturabend im Theater oder Kino verbringen wäre auch eine Möglichkeit. Es gibt viele Optionen, sich von den hormonellen Launen abzulenken.

Tipps – was könnte helfen:

- *Naschereien im Haus*
- *Ablenkung (Shoppen, Kultur,...)*

Wassereinlagerungen

Gegen Ende der Schwangerschaft sind Wassereinlagerungen vollkommen normal. Eigentlich beginnt diese Einlagerung schon früher. Doch kommen sie zum Ende hin wesentlich deutlicher zum Vorschein. Kommt es bereits frühzeitig zu größeren Wassereinlagerungen, solltest Du Diese im Auge behalten. Ziehen sie sich nicht wieder zurück, ist ein Termin mit dem Arzt und / oder der Hebamme fällig. Sie können das Ausmaß der Einlagerungen beurteilen und vielleicht auch den Auslöser herausfinden. Mittels der Akupunktur kann die Ausscheidung von Wassereinlagerungen angeregt werden.

Tipps – was könnte helfen:

- *Akupunktur*
- *Kompressionsstrümpfe*

Rückenschmerzen

Rückenschmerzen, insbesondere zum Ende der Schwangerschaft, sind etwas vollkommen Normales. Die Mutterbänder werden durch die stete Hormonproduktion immer weicher, elastischer, durchlässiger. Unter Mutterbänder versteht man den Halteapparat der Gebärmutter. Wird dieser also elastischer, kommt es zur Absenkung der Gebärmutter, natürlich samt Inhalt. Dieses Gewicht muss aber von der Wirbelsäule dennoch gehalten und möglichst aufrecht getragen werden. Natürlich kannst Du Dich bereits vor der Schwangerschaft und in den Wochen, in denen Du noch keine Beschwerden hast, mit speziellen Rückenübungen stärken. Du solltest deshalb die folgenden Dinge auf jeden Fall bereithalten: Eine Wärmflasche oder ein Kirschkernkissen, das bei Bedarf aufgewärmt wird; ein Keilkissen, das zum Abstützen beim Schlafen in der Seitenlage unter den Bauch geschoben werden kann; ein Stillkissen, das in dieser Zeit als

Seitenschläferkissen zwischen die Beine und stützend unter den Bauch gelegt wird. Gehe regelmäßig ins Hallenbad zum Schwimmen. Insbesondere Rückenschwimmen unterstützt und entlastet den Rücken. Zudem kannst Du bestimmte Aqua- oder Yogakurse besuchen, die speziell für Schwangere konzipiert sind. Ob Du Massagen oder Krankengymnastik erhältst, liegt im Ermessen des behandelnden Gynäkologen. Bei der Einlösung der Verordnungen ist darauf zu achten, dass der Masseur / der Krankengymnast sich auf die Behandlung von Schwangeren versteht. Und zu guter Letzt: Wer Rückenschmerzen hat, neigt dazu, den Rücken rund zu machen. Auch wenn hohe Schuhe sexy wirken können, sollten sie in der Schwangerschaft, insbesondere, wenn es schon zu Rückenschmerzen gekommen ist, im Schrank bleiben. Sie können ebenfalls eine Ursache darstellen. Da schweres Heben in der Schwangerschaft sowieso nicht wirklich gut ist, versteht es sich von selbst, dass Du Deinen Mann darum bittest.

Tipps – was könnte helfen

- *Wärmflasche/ Kirschkernkissen*
- *Keilkissen*
- *Stillkissen (Seitenschläferkissen)*
- *Schwimmen*
- *Yoga*
- *Keine High-Heels*

Ziehen im Unterleib

Ab der 6. SSW kann es zum leichten Ziehen im Unterleib kommen. Ein mehr oder weniger leichtes Ziehen oder Stechen – davon brauchst Du Dich aber nicht erschrecken lassen, denn das leichte Ziehen bedeutet, dass sich die Mutterbänder, also der Halteapparat der Gebärmutter, sich auf ihre kommende Aufgabe vorbereiten. Es ist allerdings schön, die Gewissheit zu haben, dass sich diese Unannehmlichkeiten einer Schwangerschaft bereits ab der zwölften SSW reduzieren und meist vollkommen abklingen. Sei allerdings nicht allzu besorgt, wenn sie sich im dritten Drittel wiedereinstellen. Denn nun heißt es „Endspurt", sodass sich Dein Organismus rein physisch auf die Geburt einstellen muss. Dazu gehört natürlich auch der entsprechende Muskelaufbau bzw. die Stärkung des Halteapparates. In den meisten Fällen ist bereits die Einnahme von zusätzlichem Magnesium oder magnesiumhaltige Nahrungsmittel des Rätsels Lösung. Auch eine Akupunktur kann hilfreich sein. Kommt es jedoch in der Zwischenzeit zum Ziehen und Zwicken im Unterbauch, eventuell in Kombination mit Erbrechen, Ohnmacht, Schwindel, Sehschwäche, Blutabgang im Vaginalbereich oder starken Kopfschmerzen, sollte sofort der Gynäkologe aufgesucht werden. Er wird die Ursache finden und entsprechend handeln. Du siehst, es ist in diesem Fall nicht ganz einfach, die passende Unterstützung von Deinem Mann zu erhalten. Allerdings eine Wärmflasche anzubieten, das Magnesium zu bringen oder einen Termin beim Arzt oder der Hebamme zur zusätzlichen Kontrolle bei anhaltendem Ziehen zu machen, kann genau die Unterstützung sein, die Du benötigst.

Tipps – was könnte helfen

- *Magnesium*
- *Akupunktur*
- *Bei starken Schmerzen Gynäkologe aufsuchen*

Kopfschmerzen

Kopfschmerzen sind leider sehr häufig in der Schwangerschaft. Sie sind eine Folge der Hormonumstellung. Mit ihr geht nämlich auch eine Kreislaufumstellung einher. Deshalb beschränken sich die Kopfschmerzen oftmals auf die Frühschwangerschaft. Hat sich der Organismus eingependelt, verschwinden sie meist wieder. Ein bisschen Ruhe und schon geht es meist wieder. Sie können auf Bluthochdruck oder eine Präeklampsie (Schwangerschaftsvergiftung) hinweisen und bedürfen ärztlicher Behandlung! Wie aber auch im „normalen Leben" kann die Ursache für Kopfschmerzen normalen Ursprungs sein: Zu wenig Schlaf, zu wenig Flüssigkeitszufuhr, Zugluft bekommen, zu lange am Computer gearbeitet, falsche Bewegung gemacht usw. Die regulären Ursachen sind zum Teil einfach zu beheben: Stell Dir an den unmöglichsten Stellen des Hauses eine Wasserflasche hin, damit Du an die Flüssigkeitsaufnahme erinnert wirst. Erinnere Dich daran, rechtzeitig schlafen zu gehen. Schließlich schläfst Du jetzt nicht mehr nur für Dein eigenes Wohlergehen. Zudem ist vornehmlich der Nachtschlaf gemeint. Sicherlich ist ein kleiner Mittagsschlaf nicht zu verachten. Aber er ist nicht halb so effektiv wie der nächtliche Schlaf. Du solltest über den Tag verteilt einige Ruhepausen einlegen. Yoga ist zudem auch eine gute Geburtsvorbereitung. Unternehme abends, zusammen mit Deinem Mann oder anderer Begleitung, regelmäßig kleine oder mittelgroße Spaziergänge. Manchmal tut es auch einfach der kalte Waschlappen im Nacken. Das wusste auch Oma schon! Die Hebamme hat mit Akupunktur und Homöopathie ebenfalls gute Werkzeuge zur Linderung bzw. Behebung von Kopfschmerzen an der Hand.

Tipps – was könnte helfen

- *Ruhe*
- *Flüssigkeitszufuhr*

- *Viel Schlaf*
- *Yoga*
- *Spazierengehen an der frischen Luft*

Zahnfleischbluten

Auch hier habt Ihr es wieder mit einer Folge der Hormonumstellung zu tun. Warum? Durch die aktuelle Hormonmischung kann das Zahnfleisch anschwellen. Auch wenn es meist nur geringfügig anschwillt, wird es besser durchblutet, sodass es empfindlicher auf Druck oder Berührungen reagiert. Jetzt ist die tägliche Zahnhygiene wichtiger denn je. Nicht nur, um Parodontose oder Karies zu verhindern. Plaquebildung sollte ebenfalls verhindert werden, damit dieser nicht Ausgangspunkt für Bakterien oder bakterienbedingte Erkrankungen wird. Wechsle Deine reguläre Zahnbürste gegen eine weiche Zahnbürste aus. Kaufe ebenfalls Zahnseide und Interdentalbürsten. Am besten wird nun eine Zahnpasta für sensible Zähne verwendet. Salbei- wie auch Kamillentee haben eine beruhigende und desinfizierende Wirkung. Es ist sinnvoll zwei, vielleicht sogar drei Kontrolltermin beim Zahnarzt wahr zu nehmen. Dieser sollte allerdings unbedingt auf die Schwangerschaft hingewiesen werden. Sollte es nötig sein, kann auch während der Schwangerschaft eine professionelle Zahnreinigung durchgeführt werden. ÜBRIGENS: Viele Frauen leiden an der anfänglichen Morgenübelkeit. Das Übergeben führt aber leider dazu, dass der Zahnschmelz durch die Magensäure angegriffen werden kann. Um Schäden des Zahnschmelzes zu minimieren, sollte daher auch nach dem Übergeben Zahnpflege betrieben werden. Um die Zähne zu schonen, sollte direkt danach der Mund nur mit Wasser ausgespült und die Zähne nach einer Wartezeit von 20 bis 30 Minuten geputzt werden. Hast Du schon einmal den Spruch „Jedes Kind kostet einen Zahn."

gehört? Nun, während der Schwangerschaft besteht ein höherer Calciumbedarf für den Knochenaufbau des Kindes.

Tipps – was könnte helfen:

- *Weiche Zahnbürste*
- *Zahnseide*
- *Interdentalbürsten*
- *Salbei- und Kamillentee*
- *2-3 Kontrolltermine beim Zahnarzt*

Blähungen und Verstopfung

Sie begleiten viele Schwangere durch die gesamte Schwangerschaft. Grund dafür ist das Hormon Progesteron. Es wird bereits in der Frühschwangerschaft gebildet. Leider sorgt es für eine gewisse Darmträgheit. Der Transport der Nahrung durch den gesamten Verdauungstrakt wird also verlangsamt. Dies führt zu einer vermehrten Bildung von Verdauungsgasen – Blähungen, aber auch Verstopfungen. Leider kann Beides weitere Probleme nach sich ziehen, etwa Sodbrennen, Aufstoßen. Wächst mit zunehmender Größe des Kindes auch noch der Druck auf den Verdauungstrakt, ist das Chaos in diesem Bereich perfekt. Aber keine Angst – spätestens nach der Geburt wird sich alles wieder einpendeln. Um akuten Blähungen beizukommen, empfiehlt sich der Anis-Kümmel-Fenchel-Tee. Er kann ungesüßt sehr gut getrunken werden. Alle drei Kräuter sorgen für eine Lösung und einen Abgang der Blähungen und unterstützen die Optimierung der Verdauung.

Tipps – was könnte helfen:

- *Anis-Kümmel-Fenchel-Tee*

Wadenkrämpfe

Sie sind ein gewöhnliches Phänomen, das ganz Besonders im zweiten Schwangerschaftsdrittel auftritt. Sie sind oftmals sehr schmerzhaft und treten zudem meist Nachts auf. Die häufigste Ursache ist Magnesiummangel einhergehend mit einem Ungleichgewicht des Elektrolythaushaltes. Zudem scheidet der Organismus aufgrund der Hormonumstellung das aufgenommene Magnesium schneller aus. Ein gutes Magnesiumpräparat ist daher äußerst wichtig. Doch auch die typischen Ursachen von Wadenkrämpfen sollten in der Schwangerschaft bedacht werden: Langes Stehen oder Laufen, das Tragen von engen, hochhackigen Schuhen. Aber auch zu wenige Bewegung kann sie fördern, denn dadurch wird die Muskulatur der Beine weniger durchblutet. Ohne eine ausreichende Durchblutung aber kann das Gewebe nicht ausreichend mit Nährstoffen versorgt werden. Am besten wird mit dem Frauenarzt oder der Hebamme besprochen, welches Präparat im Einzelfall am besten einzusetzen ist. Zudem solltest Du die Beine hochlegen. Das Überschlagen der Beine sollte am Besten ganz sein gelassen werden. Versorge Dich mit Nahrungsmitteln, die einen hohen, natürlichen Magnesiumgehalt aufweisen wie, Milch, Nüsse, Naturreis und Vollkornprodukte. Sie können leicht in den Speiseplan integriert werden.

Tipps – was könnte helfen:

- *Magnesium*
- *Viel Bewegung*
- *Keine High-Heels*
- *Beine hochlegen*
- *Nüsse, Milch, Naturreis, Vollkornprodukte*

Sodbrennen

Wächst das Kind, nimmt es immer mehr Platz im Bauchraum ein. Ein normaler Vorgang, der leider aber dazu führt, dass es die anderen Organe immer weiter beiseiteschiebt. So auch den Magen, was seinerseits dazu führt, dass sich das Magenvolumen verkleinert. Du wirst feststellen, dass Du immer kleinere Mahlzeiten zu Dir nehmen kannst, da sich der Magen schneller füllt. Und leider kommt es, in Kombination mit der Lockerung des Gewebes, auch immer wieder dazu, dass das sich bewegende Kind die Magensäure in Richtung der Speiseröhre schiebt. Auch der Schließmuskel zur Speiseröhre kann gelockert sein, wodurch die Magensäure leichter aus dem Magen herausgedrückt und ihren Weg in die Speiseröhre finden kann. Aber greif' lieber nach natürlichen Mitteln. Das einfachste Mittel wäre das Kaugummikauen. Denn dies regt die Speichelproduktion an. Fließt vermehrter Speichel in den Magen, wird die Magensäure, die sich in der Speiseröhre befindet, verdünnt. Sie wird gewissermaßen fortgespült und die Beschwerden gemildert bzw. abgestellt. Ein Glas lauwarmes Wasser oder Kamillentee haben auch diese Wirkung. Milch ist ebenfalls ein gutes Mittel. Sie führt zu einer leichten Schleimbildung und schützt somit die Schleimhaut der Speiseröhre bei weiterem Aufstoßen. Auch andere Milchprodukte können zu diesem Effekt führen. Bedingt kann auch eine Hand voll Mandeln zum gewünschten Effekt führen. Wenn Du gerne Mandeln isst, kannst Du dies gerne ausprobieren. Vorbeugend ist natürlich wieder eine ausgewogene Ernährung mit Verzicht auf Zucker oder stark zuckerhaltigen Produkten, Kaffee bzw. koffeinhaltige Produkte und stark fetthaltige Produkte. Je weiter die Schwangerschaft fortschreitet, desto kleiner sollten die Mahlzeiten ausfallen. Es ist sinnvoll, lieber viele kleine Mahlzeiten auf den Tag zu verteilen. Auch wenn es vielleicht dem eigenen Selbstbild nicht entspricht, solltest Du tatsächlich zum Schwangerschafts-Schlabberlook übergehen. Einengende bzw. eng geschnittene Kleidung ist in der Schwangerschaft einfach nicht das Richtige. Schau Dir doch die entsprechenden Kataloge an. Du wirst sehen, dass für jeden Modetyp etwas dabei ist und trotzdem nicht einengt.

Tipps – was könnte helfen:

- *Kaugummi*
- *Glas lauwarmes Wasser*
- *Kamillentee*
- *Milch(produkte)*

Übergewicht

Ein Problem, mit dem leider viele Schwangere zu kämpfen haben. Die Entstehung des Übergewichtes kann unterschiedliche Ursachen haben, sodass nicht pauschal gesagt werden kann, dass die Mutter zu viel gegessen und sich zu wenig bewegt hat. So einfach ist es nun auch nicht. Mit der Geburt ist also der Großteil dieses Gewichtes bereits wieder passée. Eine gesunde Ernährung und ausreichend stilles Wasser helfen auf jeden Fall beim Erhalt eines konstanten Gewichts bzw. einer regulären Gewichtszunahme. Grundsätzlich wird das Gewicht sowohl bei den Kontrollterminen beim Frauenarzt als auch bei der Hebamme überprüft. Beiden würde eine zu starke Gewichtszunahme auffallen. Es ist wichtig, sich an ihre Vorgaben zu halten. Ein zu starkes Übergewicht könnte zu einer Schwangerschaftsdiabetes führen. Auch Bluthochdruck ist eine mögliche Folge. Weitere Folgen können sein: Eklampsie (lebensbedrohliche Krämpfe), Präklampsie, starke Wassereinlagerungen, Fehlgeburt, Gefahr der Notwendigkeit eines Kaiserschnitts. Die Folgen für das Baby wären ebenfalls nicht rosig: hohes Geburtsgewicht, Gefahr von Diabetes und Adipositas (Fettleibigkeit) und die Gefahr auf Herzfehler. Und genau aus diesem Grunde ist es so wichtig, auf das Gewicht in der Schwangerschaft zu achten. Doch Diäten sind ein absolutes No-Go! Sie würden sich negativ auf Dich und Dein Kind auswirken. Es ist auch ein vollkommener Unsinn zu behaupten, man würde ja nun für zwei essen. Aber eine gesunde Ernährung mit viel Obst und Gemüse sowie Vollkornprodukten sollte Jedem möglich sein und die Gewichtszunahme hält sich hierbei in Grenzen. Eines ist aber ein vollkommenes Tabu: Gewichtsabnahme! Ja, die Zunahme soll sich in Grenzen halten, die vom Arzt überprüft wird, aber Abnehmen sollte vermieden werden.

Tipps – was könnte helfen:

- *Gesunde Ernährung*
    - *Obst*
    - *Gemüse*
    - *Vollkornprodukte*
- *Stilles Wasser*
- *Sport (Yoga, Schwimmen)*

Hämorrhoiden

Die gute Nachricht zuerst – im Normalfall bilden sich die kleinen, knotenartigen Schwellungen nach der Geburt recht schnell wieder zurück. Eigentlich entstehen sie auch nur aufgrund des Drucks, der von der Gebärmutter und dem darin befindlichen, immer größer werdenden Kind auf den Enddarm ausgeübt wird. Genau genommen hat jeder Mensch Hämorrhoiden. Doch sind sie im optimalen Fall absolut unauffällig. Sind sie jedoch einem steten Druck ausgesetzt, der sich in der Schwangerschaft leider nicht vermeiden lässt, kann es passieren, dass sie sich aus dem After heraus wölben und zu jucken beginnen. Selbst Frauen, die die Schwangerschaft selbst ohne diese lästige Nebenerscheinung durchlaufen, können nach der Geburt kurzfristig mit Hämorrhoiden zu kämpfen haben. Dies liegt am Geburtsverlauf. Presswehen sind nämlich ebenfalls in der Lage, Hämorrhoiden hervorzurufen. Solltest Du bereits von ihnen geplagt sein, erinnere Dich während des Geburtsverlaufes daran, dass Du den Vierfüßlerstand einnehmen solltest. Er entlastet diese Region weitestgehend, sodass ein Teil des Druckes abgebaut wird. Um ihnen während der Schwangerschaft vorzubeugen, ist eine gesunde, ballastreiche Ernährung das A und O. Viel Obst und Gemüse, mindestens zwei Liter Fruchtsaftschorlen, ungesüßten Tee und natürlich stilles Mineralwasser sowie viel Bewegung verhindern Verstopfungen, womit schon einmal eine Komponente ausgeschaltet wäre. Du kannst dieses Problem mit der Hebamme besprechen. Sie weiß bestimmt einige tolle Übungen, um die Beckenbodenmuskulatur zu stärken. Auch dies wirkt den Hämorrhoiden entgegen. Sind sie nun einmal aufgetreten, kannst Du mit folgenden Mitteln leichte bis vollständige Abhilfe verschaffen. Dies ist unter anderem vom Ausmaß der Hämorrhoiden-Bildung abhängig: 1. lauwarme Sitzbäder mit Eichenrindentee oder Zinnkraut. 2. Quarkkompressen. 3. Salben zur Verengung der Gefäße. Hier empfehlen sich Hammamelis-Myrte-Balsam oder Hamasana-Salbe.

Tipps – was könnte helfen:

- *Gesunde, ballastreiche Ernährung*
- *Obst, Gemüse*
- *Fruchtsaftschorle*
- *Ungesüßter Tee*
- *Stilles Mineralwasser*
- *Viel Bewegung*
- *Wenn Hämorriden schon vorhanden sind:*
    - *Lauwarme Sitzbäder mit Eichenrindentee oder Zinnkraut*
    - *Quarkkompressen*
    - *Salben zur Verengung der Gefäße (Hammamelis-Myrte-Balsam oder Hamasana-Salbe)*

Vorbereitung auf die Geburt

Hast Du eigentlich gewusst, dass die Geburtsvorbereitung nicht erst mit den Senkwehen oder dem Packen der Krankenhaustasche beginnt? Ja, Du hast richtig gehört. Sowohl das Baby als auch natürlich Du, Ihr beide bereitet Euch viele Wochen auf dieses große Ereignis vor – jeder auf seine Weise. Daher solltest Du diesem Kapital große Aufmerksamkeit schenken.

Krankenhaus, Geburtshaus oder Hausgeburt?

Krankenhaus

Hast Du Dir schon überlegt, wo die Entbindung stattfinden soll? Ähnlich wie bei den Geburtsvorbereitungskursen ist es ratsam, sich rechtzeitig für die Geburt anzumelden. Ist das Krankenhaus der Ort der Wahl, wird empfohlen, sich spätestens zwischen der 32. und der 36. SSW dort anzumelden. Da der Stichtag im Mutterpass vermerkt ist und das Krankenhaus sich alle notwendigen Daten aus diesem kopiert, kannst Du nun jederzeit dort vorstellig werden. Bei Beschwerden solltest Du Dir eventuell einen Termin geben lassen. Geht die Geburt los, kannst Du einfach losfahren und Dich auf Deine Anmeldung berufen. Sie wissen ja, dass Du auf der aktuellen Liste vermerkt bist. So gut eine Geburtsstation auch sein mag, Du musst immer mit dem Team zurechtkommen, das gerade Dienst hat. Einzige Ausnahme bilden die geplanten Kaiserschnitte. Aber auch hier ist die Beeinflussung des Dienstplanes eher gering. Zudem musst Du damit rechnen, dass Du nicht die einzige Gebärende bist. Auch kann jederzeit ein Notkaiserschnitt auf dem Plan stehen, sodass Du „nur noch" die zweite Geige spielst. Wie es in der Geburtsstation abläuft, kannst Du mit Deinem Mann bei einem Tag der Offen Tür bzw. einem der vielen Besichtigungstermin der Geburtsstation erfahren. Zudem wirst Du bei diesem Termin erfahren, ob Du nach der Geburt automatisch in einem Einzelzimmer untergebracht wirst und ob Dein Mann mit Dir zusammen in einem so genannten Familienzimmer untergebracht werden kann. Viele Männer freuen sich über diese Option, da sie so die ersten Tage mit ihrer Familie verbringen können. Aber Du sollst nicht verunsichert werden. Denn es gibt sehr gute Geburtsstationen in den

Krankenhäusern. Besichtigt einfach alle, die in Eurem Einzugsbereich sind.

Geburtshaus

Hast Du Dich für ein Geburtshaus entschieden, musst Du Dich noch früher anmelden. Kein Wunder, sie sind sehr beliebt und entsprechend stark frequentiert. Deshalb solltest Du bis zum Ende der 28. SSW fündig geworden sein. Im Geburtshaus ist es normal, dass Du bereits durch die gesamte Schwangerschaft hindurch hier betreut wirst und auch die Nachsorge ebenfalls noch hier durchgeführt werden wird. Die Geburt wird nach individuellen Wünschen durchgeführt werden. Hier finden wir eine 1:1 Betreuung. Es ist das größte Anliegen, die Geburt zu einem wunderbaren, entspannten Erlebnis zu machen. Für viele Frauen, die sich für das Geburtshaus entscheiden, ist die Tatsache entscheidend, dass Frau, Kind und Partner im Rampenlicht stehen. Der raue Ton, den wir manchmal auf der klinischen Geburtsstation vorfinden, insbesondere von den Frauenärzten und -ärztinnen, vielleicht auch später noch während der Betreuung auf der Wöchnerinnenstation, wird hier auf gar keinen Fall vorgefunden. Hier herrscht Ruhe, Entspanntheit und lediglich das Bestreben, das Kind auf die angenehmste und sanfteste Weise auf die Welt zu begleiten, die möglich ist. Wer übrigens nicht im Krankenhaus bleiben möchte und für die Nachsorge bereits eine Hebamme an der Hand hat, kann auch ambulant entbinden. Einige Stunden nach der Entbindung ginge es dann bereits nach Hause.

Hausgeburt

Letztlich steht noch die Hausgeburt zur Debatte. Auch wenn Du Dich nicht wirklich anmelden musst, ist es notwendig, eine Hebamme zu finden, die Hausgeburten sowohl im Vorwege als auch zur Nachsorge betreut. Diese Suche sollte schnellstmöglich nach bestätigter Schwangerschaft durchgeführt werdend, denn es sind nur noch wenige Hebammen, die Hausgeburten betreuen. Daher sind sie stets schnell ausgebucht. Sobald Du also weißt, dass es eine Hausgeburt sein soll, egal was kommt, musst Du die entsprechende Hebamme für Dich gewinnen. Für die Hausgeburt ist es noch wichtiger, dass sie Deine beste Vertraute ist, der Du ohne Bedenken das Leben Deines Kindes und natürlich Dein Eigenes anvertrauen würdest.

Die Hausgeburt kann insbesondere in ländlichen, eher gering besiedelten Gebieten zum Tragen kommen. Doch ist sie so beliebt, weil man sich im vertrauten Heim einfach schneller entspannen kann als im eher kalten, unpersönlichen Krankenhaus. Allerdings sollte bereits hier darauf aufmerksam gemacht werden, dass die Hausgeburt nur dann durchgeführt werden kann, wenn die Schwangerschaft vollkommen unkompliziert verlaufen ist. Es kann daher sinnvoll sein, als Plan B eine Anmeldung in der nächstliegenden Klinik parallel zu führen. Nur für den Fall, dass ... Da sich Probleme jedoch für gewöhnlich rechtzeitig ankündigen, hat die betreuende Hebamme immer noch Zeit, die Gebärende in die Klinik verlegen zu lassen.

Bei der Hausgeburt liegt ein großer Teil der Verantwortung für Mutter und Kind nicht nur bei der Hebamme, sondern auch beim Vater, der in diesem Fall ja auf jeden Fall dabei sein wird. Aus diesem Grund sollte auch er mit der Hebamme gut zurechtkommen.

Bevor es zur Hausgeburt kommen kann, ist eine Checkliste abzuarbeiten, um bestmöglich vorbereitet zu sein. Diese sollte direkt mit der Hebamme besprochen werden, da hier die Vorstellungen auseinanderdriften können.

Fazit:

Es ist nicht einfach, alle Vorstellungen, die man von einer „perfekten" Geburt hat, umzusetzen. Viele Umstände können hierzu beitragen, denn nicht überall kann auf Geburtshäuser oder Hausgeburten zurückgegriffen werden. Wichtig ist, sich frühzeitig nach der freudigen Nachricht über die vorhandenen Optionen zu informieren. Erst wenn Du den Überblick hast, kannst Du Deine Entscheidung fällen. Mach' Dir aber keine Sorgen, auch wenn Deine Präferenz sich nicht durchsetzen kann. Überall wirst Du so gut wie möglich betreut.

Geplanter Kaiserschnitt, natürliche Geburt - Entscheidung treffen

Die Zahl der geplanten Kaiserschnitte steigt von Jahr zu Jahr. Oftmals sind es medizinische Gründe, die dazu führen. Doch häuft sich auch die Anzahl derer, die keine medizinische Begründung anführen. Du solltest Dir allerdings ganz genau überlegen, ob Du ohne medizinische Indikation tatsächlich einen geplanten Kaiserschnitt durchführen lassen möchtest oder Dich doch lieber für das schönste Ereignis in Deinem Leben, nämlich die natürliche Geburt, entscheidest.

Das spricht für die natürliche Geburt

Genau genommen ist es für jedes Baby wichtig, dass es nach Möglichkeit per Spontangeburt auf die Welt kommt. Denn auf diese Weise ist gewährleistet, dass es tatsächlich „ausgereift", ausgewachsen und lebensfähig ist. Zudem wird gesagt, auch wenn es nicht wissenschaftlich bewiesen werden kann, dass Kinder, die spontan die Welt erblicken, durch dieses erste Überwinden der Hürde des Lebens stärker, selbstbewusster und lernfähiger sind als Kinder, die per Kaiserschnitt oder gar als Frühchen zur Welt kommen. Doch auch für Dich als Mutter ist die Spontangeburt ein einzigartiges Erlebnis. Zum einen zeigt es Dir, wie stark Du sein kannst, wenn es um Dein Kind geht, zum anderen schaffst Du damit eine fundamentale Verbindung zu Deinem Kind. Nichts gibt Euch beiden eine stärkere Bindung, als das Erlebnis, wenn das Kind direkt nach der Entbindung bei Dir auf den Bauch gelegt wird und Dich anschaut. Auch wenn Dein Mann bei der Geburt dabei ist, wird er DIESE Intensität nicht verspüren. Er erlebt diesen Moment einfach anders. Natürlich werdet Ihr zwei als Paar ebenso fester zusammengeschweißt.

Voraussetzung für die Spontangeburt ist natürlich eine weitestgehend problemlose Schwangerschaft. Zudem kannst Du Dich von Deiner Hebamme gut auf diesen Moment vorbereiten lassen, sodass es nur noch auf Dich und Deine mentale und körperliche Stärke ankommt. Für alles andere stehen Dir ja Dein Mann, die Hebamme und eventuell der Gynäkologe zur Seite. Den Rest macht Ihr zwei: Du und Dein Kind!

Das spricht gegen die natürliche Geburt:

Ist es während der Schwangerschaft zu Komplikationen gekommen, so kann es durchaus passieren, dass der Gynäkologe und vielleicht auch die Hebamme zu einem geplanten Kaiserschnitt raten. Zu diesen Komplikationen kann beispielsweise ein querliegendes Kind oder eine, den Muttermund blockierende Plazenta, eine schwere Schwangerschaftsdiabetes oder ein sehr groß gewachsenes Baby gehören. Ebenso wird er bei Eklampsie, einer vorangegangenen Gebärmutter-OP oder Zwillingsgeburten angeraten. Da all diese Indikationen bereits frühzeitig bekannt sind, hat die Mutter ausreichend Zeit, sich seelisch und körperlich auf den Kaiserschnitt einzustellen.

Fazit:

Solltest Du Schmerzen fürchten und die Geburt so unkompliziert wie möglich erleben wollen, so wäre für Dich der geplante Kaiserschnitt die Lösung der Wahl. Doch solltest Du bei diesem Wunsch nicht vergessen, dass dem Kaiserschnitt eine lange Genesungsphase folgt. Denn alle Gewebsschichten des Bauches werden durchtrennt. Es dauert nun einmal eine Weile, bis alles wieder verheilt ist. Zudem kann es hierbei zu Verklebungen unter der Bauchdecke kommen. Oftmals wird jede weitere Geburt auch durch einen Kaiserschnitt erfolgen müssen.

Sicherlich ist die natürliche Geburt mit Schmerzen und Strapazen verbunden. Ohne geht es nicht, doch ist das Zusammenschweißen und diese Erfahrung an sich ein Grund, sich für die natürliche Geburt zu entscheiden. Der Moment, in dem das Baby den Geburtskanal vollständig verlässt, die Schmerzen vollkommen verpuffen und Du das Kind bei vollem Bewusstsein und mit aller Liebe Deines Herzens im Arm halten kannst, lässt alle Strapazen der Geburt verfliegen. Denn dieser Moment ist einfach unbeschreiblich.

Natürliche/pflanzliche Schmerzmittel vs. herkömmliche Schmerzmittel während der Geburt

Natürliche Schmerzmittel: Was gibt es?

Es liegt im Interesse des Kindes, dass unter der Geburt natürliche Schmerzmittel eingesetzt werden. Somit wird sein Organismus vor den Nebenwirkungen des Schmerzmittels bewahrt. Auch für Dich als Mutter sollten natürliche Schmerzmittel die erste Wahl sein. Nicht nur wegen eben dieser Nebenwirkungen, sondern auch, um die Erfahrung des Schmerzes, die Initiation, die Du mit der Entbindung eines Kindes durchläufst, bewusst erleben zu können.

Folgende natürliche Schmerzmittel können zur Anwendung kommen. Hierbei ist übrigens darauf hinzuweisen, dass jede Phase der Geburt nach einem anderen Mittel verlangen kann. Die versierte Hebamme wird entsprechend handeln.

Akupunktur

Viele Hebammen sind in Akupunktur ausgebildet. Sie wenden diese auch bereits bei der Geburtsvorbereitung an. Mit Hilfe der Akupunktur kann positiv auf den Muttermund eingewirkt werden, die Schmerzgrenze kann gesenkt werden. Zudem kann die richtig positionierte Nadel das Kind dazu veranlassen, sich zu drehen, herabzusinken und natürlich auch positiv auf die Wehentätigkeit einwirken. Sie ist frei von Nebenwirkungen. Auch in der Nachsorge kann Akupunktur eingesetzt werden.

Homöopathie

Nein, genau genommen nimmt die Homöopathie nicht den Schmerz. Vielmehr versetzt sie den Organismus in eine Lage, sich positiv mit dem Schmerz auseinanderzusetzen. Das kann beispielsweise bedeuten, dass mit „Hypericum D6" die Schmerzschwelle herabgesetzt wird. Das bedeutet, dass der Schmerz nicht nur langsamer, sondern zum Teil gar nicht an das Gehirn übermittelt wird. Für gewöhnlich wird vor einem Eingriff drei Tage lang Hypericum D6 eingenommen, um die gewünschte Wirkung zu erreichen. Da ja niemand genau weiß, wann die Geburt beginnt, sollte eine Woche vor dem Stichtag mit der täglichen Einnahme (3x täglich 3 Globuli) begonnen werden. Das gleiche gilt für das Mittel „Arnica D6". Es sorgt für eine verminderte Blutungsneigung während der Geburt. Zudem können Homöopathika verabreicht werden, um den Geburtsverlauf voranzutreiben bzw. zu optimieren. Diese werden fachkundig von der diensthabenden Hebamme eingesetzt, je nachdem, welches Bild sich ihr bietet. Um bei fortgeschrittener Schwangerschaft nicht eine unerwünschte Wirkung hervorzurufen, sollten Homöopathika nicht auf eigene Faust eingesetzt werden.

- Bachblüten und Aromatherapie: Sie wirken beruhigend und entspannend. Es ist möglich, sie über eine Duftlampe im Raum zu verteilen, sie direkt einzuatmen oder für eine entspannende Massage zu verwenden.

Herkömmliche Schmerzmittel: Was gibt es?

Die konventionelle Schmerztherapie unter der Geburt wird mit Spasmolytika durchgeführt. Sie entkrampfen die Muskulatur. Das Kind wird dadurch überhaupt nicht beeinträchtigt. Folgende Verabreichungsmöglichkeiten stehen zur Verfügung: Zäpfchen oder Injektion. Kommt es zu extrem, starken Schmerzen wird oftmals das Präparat Dolantin eingesetzt – ein Opiat. Allerdings werden mit Opiaten nicht nur die Schmerzen herabgesetzt, sondern auch das Bewusstsein der Mutter. Zudem kann auch das Bewusstsein des Kindes gemindert werden. Aus diesem Grunde ist es mit äußerster Vorsicht einzusetzen.
Nur noch selten wird heute bei uns das Lachgas eingesetzt. Dies ist in anderen Ländern anders. Hier wird meist zu örtlich betäubenden Mitteln gegriffen. Sie werden als PDA, Spinalanästhesie oder Pudendus-Block eingesetzt.

PDA

Die PDA wird sehr oft eingesetzt, sowohl bei lang andauernder Wehentätigkeit, aber auch bei einem Kaiserschnitt. Es dauert 15 bis 20 Minuten, bis die Wirkung einsetzt. Daher ist sie oftmals bei einer bereits weit fortgeschrittenen Geburt, also einem Muttermund von 8 – 10 cm, nicht mehr anwendbar. Sie wird meist gesetzt, wenn er sich bei einer Öffnung von 5 cm befindet. Ein weiterer Nachteil der PDA ist die ebenfalls betäubte Blase. Aus diesem Grunde wird ein Katheter gelegt. Zudem wurde festgestellt, dass die Geburt länger dauert, wenn eine PDA gesetzt wurde. Unter ganz schlimmen Umständen kann auch der Blutdruck stark absinken.

Spinalanästhesie

Sie wird, schnell wirkend, in der Geburtsendphase gelegt. Unter Anderem wird sie bei einem Notkaiserschnitt gesetzt. Zudem bleibt die Mutter bei vollem Bewusstsein. Sie kann ihr Kind also wie gewünscht sofort in Empfang nehmen.

Fazit:

Ob du tatsächlich Schmerzmittel unter der Geburt benötigst oder nicht, ist von den Umständen, dem Verlauf der Geburt abhängig. Wenn alles perfekt läuft, musst Du „nur" die Presswehen überstehen und sobald Du das Kind in den Armen hältst, sind all die Schmerzen vergessen. Eine gute Vorbereitung wird Dir dabei helfen. Aber versprechen kann es Dir natürlich niemand.

Krankenhaustasche

Die Kliniktasche solltest du gemeinsam mit Deinem Mann frühzeitig gepackt haben, um im Ernstfall nicht noch unnötige Zeit mit dem Suchen von Hausschuhen und Badehose für Deinen Mann, oder bequemen Sachen für Dich verbringen zu müssen. Daher empfiehlt es sich rechtzeitig alle Inhalte gepackt zu haben, um im Ernstfall danach greifen und losfahren zu können.

Hier die wichtigsten Inhalte der Tasche:

Private und persönliche Gegenstände für Dich und gegeben falls für Deinen Mann

- ☐ Die Tasche selbst sollte groß genug sein
- ☐ Bequeme Sachen für Dich und Deinen Mann (Jogginganzug, Sweater, usw.)
- ☐ Weite/große Schlafanzüge/Nachthemden, um das Stillen einfacher zu gestalten (Hier kann auch auf Kleidung vom Mann ausgewichen werden)
- ☐ Zwei bis drei Still BHs
- ☐ Ausreichend Damenbinden --> KEINE Tampons
- ☐ Lektüren, Broschüren zum entspannten Lesen
- ☐ Handy (hat heutzutage sowieso fast jeder dabei) für Anrufe oder Bilder
- ☐ Kamera (Dein Mann soll alles Ihm Mögliche mit Bildern festhalten. Optional mit seinem Handy – achtet auf genügend Speicherkapazität für genügend Bilder)
- ☐ Das Klopapier ist in den meisten Einrichtungen meist einlagig. Falls Ihr weiches Klopapier bevorzugt und verwendet, bringt es von zu Hause mit
- ☐ „Einweg" bzw. kochfeste Slips für die ersten Tage

- ☐ Hausschuhe
- ☐ Bademantel
- ☐ Badehose für Deinen Mann (falls Wassergeburt)
- ☐ Snacks für Zwischendurch

Dinge für Dein Baby

- ☐ Babydecke
- ☐ Jeweils ein bis zwei Bodys/ Jacken/ Hosen/ Pullis, je nach Jahreszeit in der Größe 50/56
- ☐ Windeln bekommt Ihr meistens vom Krankenhaus mit. Dennoch – besorgt drei bis vier Windeln der Größe 1 zur Sicherheit
- ☐ Mullwindeln / Spucktücher
- ☐ Mütze für dein Baby
- ☐ Babyschale, für den Rücktransport nach Hause

Persönliche Dokumente

- ☐ Personalausweise von Dir und Deinem Mann
- ☐ Mutterpass
- ☐ Stammbuch
- ☐ Geburtsurkunden von Dir und Deinem Mann
- ☐ Krankenversichertenkarten
- ☐ Falls Krankheiten oder Allergien auftreten, sollte ein Allergiepass eingepackt werden
- ☐ Einige Frauen erstellen sich einen Geburtsplan/ Ablaufplan für die Geburt. Dieser beinhaltet:
    - Wo wird entbunden (Krankenhaus, Geburtshaus, Hausgeburt)
    - Natürliche Geburt oder geplanter Kaiserschnitt
    - PDA / Schmerzmittel
    - Natürliche Schmerzmittel

- In welcher Position soll entbunden werden
- Wassergeburt

Wenn Du nun in der 30. SSW angelangt und alle oder einige Dinge bereits besorgt hast, kannst du, am besten gemeinsam mit Deinem Mann, die Krankenhaustasche befüllen.

Die Geburt – es wird ernst

Er ist da – der Moment, auf den Du mit Deinem Mann so lange gewartet hast: Der Zeitpunkt der Geburt. Egal, ob es sich um eine Hausgeburt, einen geplanten Kaiserschnitt oder eine Spontangeburt im Krankenhaus oder Geburtshaus handelt, dieser Moment wird einzigartig sein! Atme also noch einmal ganz tief durch, lass' Deinen Mann die gepackte Klinktasche ins Auto bringen und schon geht es los. Und was auch immer passiert – dieser Tag wird Dir stets in besonderer Erinnerung bleiben.

Und falls Ihr noch anderen Nachwuchs habt, um den Ihr Euch kümmern müsst, klärt rechtzeitig ab, wer im Notfall vorbeikommen kann, um auf die Geschwisterkinder aufzupassen. Falls Ihr keine „Notfallperson“ auftreiben könnt, klärt ab, wer anstelle Dich anstelle Deines Mannes begleiten wird.

Und jetzt Tempo – denn ein Kind möchte die Welt erblicken.

Die Geburt beginnt

Der Moment, auf den alle gewartet haben, ist endlich da – die Geburt beginnt. Doch Halt, Stopp – wie bemerkt man denn, dass man sich mitten im Geburtsprozess befindet? Nun wirst Du in den letzten Wochen schon einige Anzeichen bemerkt haben, die auf die bevorstehende Geburt hinweisen: Du stellst fest, dass Du wieder leichter atmen kannst, weil das Kind und die gesamte Gebärmutter sich absenken, es sich gewissermaßen in Position bringt. Dadurch aber werden sich Harn- und Stuhldrang verstärken. Starke Müdigkeit mit gleichzeitiger Schlaflosigkeit, Appetitlosigkeit sowie ein allgemeines Schweregefühl des Körpers, sodass Du am liebsten immer liegen würdest, machen sich breit. Auch eine allgemeine Unruhe kann sich ausbreiten. Es ist nicht weiter schlimm, wenn Du all diese Anzeichen nicht bemerkst oder aufgrund Deines Gesamtzustandes ignorierst. Spätestens wenn die Fruchtblase platzt und der Schleimpropf abgeht, wisst Ihr ganz offensichtlich Beide, dass die Geburt begonnen hat. Und genau dies ist der letzte Moment, an dem vermutlich noch Zeit ist, um in die Klinik zu fahren!

Verschiedene Phasen einer Geburt

Die Geburt kann in unterschiedliche Phasen eingeteilt werden, die von unterschiedlicher Länge sind. Doch die Senkwehen, mit deren Hilfe sich das Kind in den Beckenboden drängt, gehört der Vorbereitungsphase an. Diese Phase geht jedoch fließend in die Eröffnungsphase über:

Eröffnungsphase

Jetzt sind es keine Vorwehen mehr, sondern die so genannten Eröffnungswehen, die regelmäßig und kräftig auftreten. Sie halten gut 30 bis 60 Sekunden an. Alle 5 bis 20 Minuten ist mit ihnen zu rechnen. Je kürzer die Abstände werden, desto näher begibst Du Dich an die Austreibungsphase. Natürlich ist auch dieser Übergang wieder fließend. In dieser Phase öffnet sich auch der Muttermund, damit der Kindskopf in den Geburtskanal einsinken kann. Mit jeder Wehe sinkt der Kopf tiefer, sodass über kurz oder lang die Fruchtblase platzt. Jede Frau wünscht sich eine kurze Geburt. Doch leider kann es passieren, dass gerade bei den Erstgebärenden gerade diese Phase etwas länger dauert. Es kann durchaus passieren, dass die Fruchtblase schon vor oder gleich zu Beginn der Eröffnungsphase platzt. Jetzt ist Eile geboten, das Krankenhaus zu erreichen. Natürlich kann auch genau das Gegenteil eintreten, nämlich, dass die Fruchtblase derart stabil ist, dass sie nicht reißen will. In diesem Fall ist es notwendig, dass die Hebamme oder der Frauenarzt sie mit einem scharfen Instrument öffnen. Dies tut aber überhaupt nicht weh. Die Wehen sind da viel heftiger.

Austreibungsphase

Der Muttermund hat sich nun vollständig geöffnet und die Phase der Austreibungswehen beginnt. Du kannst alle 4 bis 10 Minuten mit ihnen rechnen und das über einen Zeitraum vom gut 50 Minuten. Beim nächsten Kind wirst Du vermutlich nur noch 20 Minuten benötigen. Wenn diese Wehen das Kind bis an den untersten Beckenboden gedrückt haben, kommt es zu einem reflexartigen Auslösen der Presswehen, mit denen das Kind, mit dem Kopf voran, durch den Geburtskanal gepresst wird. Alle 2 bis 3 Minuten wirst Du eine Presswehe erleben und jedes Mal wirst Du aktiv Deinen Beitrag leisten, um das Kind herauszupressen. Ist der Kopf erst einmal hindurch, sind die letzten 2 bis 3 Presswehen ein Kinderspiel. Während dieser Phase wirst Du niemals alleine sein. Meist sind sowohl die Hebamme, oftmals auch noch der diensthabende Gynäkologe anwesend. Doch ist die Hebamme die eigentliche Verbündete. Sie überwacht den Fortschritt der Austreibungsphase und gibt Dir zu jeder neuerlichen Presswehe genau die Anweisungen, die Du jetzt benötigst, um die optimale Wirkung zu erzielen. Sollte das Kind nicht ganz gerade nach unten drücken, wird sie gegen den Damm drücken, damit dieser nicht reißt. Man sagt, dass die Austreibungsphase beim ersten Kind gut eine Stunde dauert. Aber wer weiß, wie ehrgeizig Du bist und einen Rekord zu brechen gedenkst? Egal, wie schnell Du sein wirst, die Austreibungsphase endet damit, dass Dir Dein Kind auf den Bauch / die Brust gelegt wird und Du es mit seinem Namen begrüßen kannst.

Nachgeburtsphase

Diese letzte Phase der Geburt kann schon fast als Erholung bezeichnet werden. Sie beginnt sofort nach der Austreibung des Kindes. Man geht von einer Dauer von rund 20 Minuten aus. Die so genannten Nachgeburtswehen haben zum Zweck, die Plazenta abzulösen und auszustoßen. Ist dies geschehen, gilt der Geburtsvorgang als solcher als abgeschlossen. Löst sich die Plazenta nicht von alleine, kennt die Hebamme einige helfende Handgriffe, mit der es dann letztendlich gelingt. Nur in äußerst seltenen Fällen ist es notwendig, dass der Gynäkologe mit weiterführenden Maßnahmen eingreifen muss. Die Nachwehen werden Dich übrigens noch durch das Wochenbett begleiten. Sie sind notwendig, um anfallendes Blut auszutreiben, aber auch die Gebärmutter zurück zu bilden. Bis zu einem gewissen Grad ist dies möglich. Der Rest wird dann später bei der Rückbildungsgymnastik erledigt.

Komplikationen vor und während der Geburt

Wir gehen einmal nicht von Komplikationen bei Deiner Schwangerschaft und Geburt aus. Dennoch sollte darüber gesprochen werden, dass Du im Falle einer Beeinträchtigung bestens vorbereitet bist.

- *Frühgeburt*
- *Falsche Lage des Babys*
- *Plazenta löst sich nicht*
- *Erkrankungen oder Fehlbildungen des Kindes*
- *Schwächer-Werden der Herztöne*
- *Schwächer werdende Wehentätigkeit*
- *Der Muttermund öffnet sich nicht*
- *Das Kind senkt sich nicht in den Beckenboden ab*
- *Die Nabelschnur ist zu kurz*
- *Nabelschnur wickelt sich um den Hals des Kindes*
- *Plazenta praevia*
- *Der Rhesusfaktor des Blutes*
- *Starke Blutungen nach der Geburt*

Frühgeburt

Manchmal haben es die Kinder einfach nur sehr eilig. Es wird bei einer Geburt des Kindes bis zur Beendigung der 37. SSW von einer Frühgeburt gesprochen. unterschieden wird zwischen den extrem früh Geborenen, die bis zur 28. SSW geboren werden und den sehr früh Geborenen, die zwischen der 28. und der 31. SSW auf die Welt kommen. Letztlich die mäßig früh geborenen, die sich zwischen der 32. und der 37. SSW auf den Weg machen. Das Gewicht der Frühgeborenen befindet sich unter 2.500 Gramm. In der Gruppe der sehr und extrem früh Geborenen gibt es sogar Kinder, die ein Geburtsgewicht von 1.500 Gramm und weniger aufweisen. Doch muss es klar ausgesprochen werden: Je geringer das Geburtsgewicht, desto schlechter die Überlebenschance. In seltenen Fällen wird die Frühgeburt aus medizinischen Gründen eingeleitet, um das Leben von Mutter und Kind zu retten.

Die Ursache für eine Frühgeburt ist oftmals unklar. Wurden bei den Untersuchungen entsprechende Vorbelastungen gefunden, kann man versuchen, diese auszuschalten oder zu minimieren. Doch sind auch Faktoren zu finden, die nicht zwangsläufig behandelbar sind. Dazu gehören beispielsweise schwierige Verhältnisse im sozialen, aber auch wirtschaftlichen Bereich, seelische Belastungen, Alkohol-, Nikotin- und Drogenkonsum in der Schwangerschaft, Fehlbildung des Kindes, der Plazenta, aber auch der Gebärmutter, Erkrankungen der Mutter, Diabetes mellitus oder Infektionen, insbesondere der Scheide. Auch bei Mehrlingsschwangerschaften ist mit einem früheren Geburtstermin zu rechnen.

Es gibt verschiedene Anzeichen, die auf eine Frühgeburt hinweisen. Werden sie erkannt, kann der Geburtstermin eventuell hinausgezögert werden. Natürlich liegt es immer an den Umständen und an der Vorgeschichte von Mutter und Kind, ob und was getan werden kann. Ein eindeutiges Zeichen sind vorzeitige Wehen! Vorzeitige Wehen dürfen nicht mit Senkwehen verwechselt werden, die natürlich zum Ende der Schwangerschaft öfter vorhanden sind. Bei vorzeitigen Wehen stellt sich zudem ein starkes Ziehen im unteren Rücken ein. Die Abstände zwischen ihnen können bereits recht kurz sein, was sie bei Senkwehen nicht sind. Kannst Du mehr als 3 pro Stunde zählen, ist auf jeden Fall eine sofortige Kontrolle beim Frauenarzt angesagt. Bei derartigen Notfällen kannst Du natürlich ohne Termin vorstellig werden. Ist dies aufgrund der Uhrzeit oder des Wochentages nicht möglich, fährst Du zum Krankenhaus. Stellen sich also vorzeitige Wehen ein, informierst Du oder Dein Mann die Hebamme und lässt Dir von Deinem Gynäkologen eine Krankenhauseinweisung geben. Letzteres ist in der akuten Situation nicht zwingend notwendig. Dort haben sie alle Optionen, um die Wehen nach Möglichkeit zu stoppen oder andere notwendige Maßnahmen zu treffen, um Dich und Dein Baby zu schützen und die Schwangerschaft so lange wie möglich aufrecht zu erhalten. Auch unerwartete Blutungen gehören zu den Anzeichen, dass etwas nicht korrekt abläuft und bedingen mindestens einen Besuch beim Gynäkologen oder aber sofort einen Besuch im Krankenhaus. Kann die Ursache behoben werden, spricht nichts dagegen, wieder nach Hause zu dürfen. Ist dies nicht der Fall, wird die Überwachung stationär weitergeführt.

Falsche Lage des Babys

Es ist nicht ungewöhnlich, dass ein Fötus nicht in der Lage war, sich korrekt zu drehen, als mit dem Kopf in Richtung Beckenboden. Gerne wird auch der Po in diese Position gebracht. In diesem Fall wird die Hebamme versuchen das Kind noch zu drehen. Die Geburt per Beckenendlage, wie es so schön genannt wird, ist zwar durchaus möglich, da das Kind aber nicht ergonomisch liegt, kann die Geburt zum Stocken kommen, zumindest aber sehr viel schwerer verlaufen, als in normaler Position – mit dem Kopf nach unten. Doch auch diese Kinder können manchmal falsch herumliegen. In korrekter Lage schauen die Babys zum Steißbein. Und dann gibt es noch die Sterngucker. Sie liegen zwar mit dem Kopf zu unterst, schauen sich aber das Schambein an. In dieser Position nehmen sie mehr Platz ein als in regulärer Position. Das bedeutet für die Mutter mehr Schmerz und eine längere Austreibungsphase. Einige drehen sich im letzten Moment falsch herum. Andere liegen schon seit Längerem falsch. Eine weitere Fehllage ist das querliegende Kind. Hier ist ein Drehen zwingend notwendig, um einen Kaiserschnitt zu vermeiden. Je früher eine Falschlage erkannt wird, desto leichter fällt es, das Kind noch in einmal zu drehen. Dies ist natürlich nur möglich, solange es noch nicht im Geburtskanal steckt. Mit viel Geschick kann die Hebamme das Kind noch einmal nach oben schieben und drehen.

Die Größe des Kindes

Extrem große, aber auch sehr kleine Kinder können Probleme bereiten. Die damit verbundenen Schwierigkeiten sollten rechtzeitig mit Hebamme und Frauenarzt besprochen werden.

Plazenta löst sich nicht

In diesem Fall ist das Eingreifen der Hebamme notwendig, Sie kennt einige Spezialgriffe, die zum Ablösen führen. Helfen auch diese nicht, kann eine Kurz-OP notwendig sein, um sie operativ zu lösen und zu entfernen. Letzteres ist jedoch sehr selten der Fall. Sollte sich die Plazenta nur teilweise lösen, kann es zu einer Sepsis kommen. Aus diesem Grunde wird die Nachgeburt auch genau begutachtet, da sonst ein schnelles Eingreifen notwendig ist.

Erkrankungen oder Fehlbildungen des Kindes

Hierzu gehören Herzfehler, die per Ultraschall oder anhand der Herztöne erkannt wurden, ebenso wie der Hydrozephalus (Wasserkopf). Auch sind andere Fehlbildungen denkbar, die aber eher selten vorkommen. Wird eine dieser Erkrankungen entdeckt, wird selbstverständlich alles Mögliche getan, um sie noch im Mutterleib, aber definitiv nach der

Geburt, zu behandeln, soweit dies möglich ist. Hier ist eine enge Zusammenarbeit zwischen Dir, dem Frauenarzt und der Hebamme von Nöten.

Grundsätzlich gilt das Gebot der Ruhe, wenn eine dieser Problematiken erkannt worden ist. Viele dieser Probleme erledigen sich von allein, wenn die Mutter die Möglichkeit zur Ruhe erhält. Um diese zu gewährleisten, kann eine Haushaltshilfe von der Krankenkasse bezahlt werden, die für einige Stunden pro Tag Hand im Haushalt anlegt. So kannst Du Deine Kraft für Dich und das Baby nutzen und gleichzeitig die Reserven für die Zeit danach aufladen. Auch während der Geburt sowie in den letzten Stunden davor kann es noch zu Komplikationen kommen.

Eine davon ist das **Schwächer-Werden der Herztöne**

Gründe dafür gibt es verschiedene, die von den Geburtshelfern überprüft werden. Sie werden entsprechende Maßnahmen einleiten, um die Geburt voranzutreiben und sie für Mutter und Kind so positiv wie möglich zu gestalten, ohne ihr Leben aufs Spiel zu setzen.

Schwächer werdende Wehentätigkeit

Eventuell mit zeitweiligen Pausen, ist ein Problem, mit dem viele Gebärende zu tun haben. Mit Bewegung, Massagen, hömöopathischen Mitteln und Akupunktur werden die Geburtshelfer versuchen, die Wehentätigkeit konstant zu halten.

Der Muttermund öffnet sich nicht

Damit das Kind geschmeidig in den Geburtskanal rutschen kann. Doch kann es hiermit Probleme geben: Er öffnet sich gar nicht oder nicht ausreichend. Wieder ist es an den Geburtshelfern, die Mutter mit den passenden Mitteln zu unterstützen.

Das Kind senkt sich nicht in den Beckenboden ab

Die Hebamme wird prüfen, woran es liegen kann und entsprechende Maßnahmen einleiten. Pauschal kann keine Hilfsmaßnahme genannt werden.

Die Nabelschnur ist zu kurz

Die Nabelschnur ist für gewöhnlich lang genug, um das Kind auch noch auf dem Bauch der Mutter versorgen zu können. Mitunter ist sie aber auch verkürzt, sodass das Kind nicht auf natürlichem Wege geboren werden kann. Ein Kaiserschnitt würde notwendig werden.

Die Nabelschnur wickelt sich um den Hals des Kindes

Die Nabelschnur kann sich aufgrund der Kindesbewegungen um dessen Hals wickeln. Welche Maßnahme hier eingesetzt wird, ist situationsbedingt.

Plazenta praevia

Es kommt äußerst selten vor, dass die Plazenta den Muttermund verdeckt. Eine reguläre Geburt ist dadurch nicht möglich.

Der Rhesusfaktor des Blutes

Dieser kann zu Komplikationen führen, wenn die Mutter einen Rhesusfaktor negativ, das Baby aber einen positiven Rhesusfaktor aufweist. Während für das Baby keine Problematik besteht, kann der Kontakt mit dem Blut des Kindes ein großes Problem sein. Diese Problematik wird fest im Auge behalten. Bei jeder Blutabnahme während der Schwangerschaft werden die entsprechenden Indikatoren überprüft. Um auf Nummer sicher zu gehen, erhält die Mutter so genannte Anti-D-Immunglobine während der Schwangerschaft (28. SSW). Direkt nach der Geburt wird eine weitere Dosis verabreicht

Starke Blutungen nach der Geburt

Letztlich ist es wichtig, dass die Hebamme / der Frauenarzt sich in der Nachgeburtsphase aufmerksam um die frischgebackene Mutter kümmert, denn der Abgang der Nachgeburt muss überwacht werden. Kommt es zu starken Blutungen, muss die Ursache gefunden und behoben werden. Dies kann etwa eine unvollständig abgegangene Plazenta sein oder eine eingerissene Wand der Gebärmutter. Halten die starken Blutungen an, müssen diese dringend gestoppt werden – gegebenenfalls operativ.

Sicherlich können noch weitere Komplikationen entstehen. Eine Schwangerschaft ist eben individuell. Daher sollen hier noch weitere Komplikationen ohne weitere Erklärung aufgeführt werden. Mit einem guten Gynäkologen und einer guten Hebamme an der Hand stehen bei etwaigen Problemen immer kompetente Menschen an Deiner Seite, die sich schnell um Dich kümmern werden:

Eisenmangel
Zu wenig, aber auch zu viel Fruchtwasser
Cytomegalie (Virusinfektion)
Hoher Blutdruck
Schwangerschaftsdiabetes
Thrombose
Eileiterschwangerschaft
Blasenmole (Störung der Embryonalentwicklung)

Dein Kind ist geboren! Die ersten Stunden

Plopp – so unspektakulär endet oftmals die Geburt des Kindes, weil es mit der letzten Presswehe einfach auf das Geburtsbett gleitet und den Geburtskanal vollständig freigibt. Ertönt der erste Schrei – JA? Dann habt Ihr es endlich geschafft: Ihr seid ELTERN!
An dieser Stelle - Herzlichen Glückwunsch!

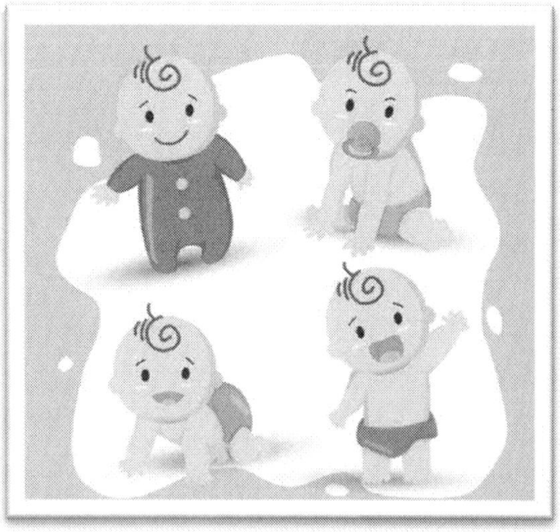

Die ersten Stunden und die erste Nacht

Welche U-Untersuchungen werden schon gemacht?

Direkt nach der Geburt wird die U1 vom anwesenden Arzt, nach Möglichkeit ein Kinderarzt in Zusammenarbeit mit der Hebamme durchgeführt. Zu diesem Zeitpunkt wird das „Gelbe Untersuchungsheft“ für das Kind ausgestellt. Es wird Euch durch das erste Jahr begleiten. Alle weiteren Ergebnisse der Vorsorge-Untersuchungen (U1 – U10) werden hier festgehalten.

Was passiert nach der Geburt?

Die letzte Presswehe ist überstanden, das Kind hat das Licht der Welt, oder besser des Kreissaales, erblickt. Die meisten Kinder schreien direkt nach der Geburt ganz spontan. Der schönste Ton Deines / Eures Lebens! In den meisten Krankenhäusern wird das Kind nun direkt auf Deinen Bauch gelegt. Einige fangen sofort instinktiv an, sich in Richtung Brust zu bewegen. Die ganz forschen Vertreter suchen sofort nach der Brust um zu saugen. Ehrlich! Niemanden interessiert in diesem Moment, dass Ihr beide, Du und das Kind blutverschmiert seid. Ihr bekommt ein warmes Laken übergelegt, damit Ihr nicht friert. Und die nächsten Minuten gehören nur Dir und dem Baby. Hinsichtlich des Abnabelns, also dem Durchschneiden der Nabelschnur, gibt es verschiedene Praktiken: Die einen bitten den anwesenden Vater sofort, die Nabelschnur zu durchschneiden. Sie gehen von knapp einer Viertelstunde aus, um diesen Schritt zu vollziehen. Also kann auch Dein Mann das Kind schon bestaunen. (Und Dich natürlich loben!) Der Grund für dieses schnelle Vorgehen ist simpel: Es besteht im teilweise hektischen Krankenhausalltag einfach nicht genügend Zeit, um sich auf eventuelle Extrawünsche der Gebärenden einzustellen. Sind sämtliche Räume des Kreissaals voll belegt und Hebammen und Frauenärzte im Dauereinsatz, so wird auf diese Weise die optimale Versorgung aller Gebärenden gesichert. Diese Praxis ist erprobt und hat sich durchaus bewährt.

Die anderen belassen das Kind noch bis zu einer Stunde daran. Man sagt, dass die Nabelschnur solange belassen werden kann, wie sie pulsiert, sich also Mutter und Kind noch einen Blutkreislauf teilen. Den Blutkreislauf, der während der gesamten Schwangerschaft für die bestmögliche Versorgung des Kindes zuständig gewesen ist. Geht es dem Kind gut, wird es mitsamt der Nabelschnur in Deine Arme bzw. auf Deinen Bauch gelegt. Verbleibt die Nabelschnur, kann dies als eine Art Kickstart angesehen werden. Sicherlich atmet Dein Kind schon selber. Doch über die Nabelschnur versorgst Du es noch vollständig, sodass es die erste Zeit besser zum Anpassen an das Leben „im Freien" nutzen kann. Hebamme und Frauenarzt haben natürlich ein wachsames Auge auf die Nabelschnur und das Pulsieren. Denn sobald es ausbleibt, ist es Zeit, das Abnabeln durchzuführen. Solltest Du diese Variante wünschen, solltest Du dies bereits bei der Anmeldung in der Geburtsklinik bzw. im Geburtshaus angeben, damit das Personal dies entsprechend einplanen kann. Wie lange diese Zeitspanne dauert, kann selbstverständlich variieren. Die WHO empfiehlt eine Wartezeit von mindestens 3 Minuten, bevor es zum Durchtrennen kommt. In den meisten Fällen wird mit 10 bis 30 Minuten gerechnet. Dann löst sich nämlich die Plazenta. Die so genannte Nachgeburt wird ausgestoßen. Die Verbindung zum mütterlichen Organismus besteht also nicht mehr. Ist die Nabelschnur endlich durchtrennt, wird das Kind für einen kurzen Moment entführt – meist vom Papa und der Hebamme. Eine gute Hebamme stößt jetzt den Erstlingsvater ins kalte Wasser und zeigt ihm, wie er das eigene Kind zu halten, zu waschen und zu wickeln hat. Frisch gesäubert kommt es dann zu Dir zurück. Mit viel Glück hattest Du vielleicht die Muße, um Dir schnell wenigstens eine Vorlage für die Nachblutungen zu organisieren, saubere Unterwäsche und einen bequemen und vor Allem sauberen Schlafanzug anzuziehen. Duschen kannst Du irgendwann später! Direkt beim Waschen und Wickeln wird auch die Untersuchung, die U1 durchgeführt, sodass Du im Anschluss mit Vater und Kind die folgenden Stunden genießen kannst. Auch wenn viele Erstlings-Mütter sich nicht trauen, solltest Du das Kind einfach im Arm behalten und es so lange halten, bis Du selber Schlaf brauchst. Vielleicht möchte Dein Mann es danach auf dem Arm behalten. Er hat ja nicht die vollen Strapazen der Geburt über sich ergehen lassen müssen und kann daher etwas länger wach bleiben. Jeder Mutter wird ein Babybett zur Verfügung gestellt, sodass Du es dort hinein legen kannst, wenn Du Schlafen, Duschen oder Dich umziehen möchtest. Ein Säuglingszimmer, wie in früheren Zeiten, gibt es kaum noch. Und wenn, dann nur zur Überbrückung, damit das Kind nicht alleine in einem Patientenzimmer bleiben muss. Du kannst es jederzeit in Deiner Nähe haben – wie es sich gehört!

Wie klappt das mit dem Stillen?

Du wirst es schon im Geburtsvorbereitungskurs erfahren haben – der so genannte Milcheinschuss erfolgt nicht sofort bei der Geburt. Natürlich gibt es immer wieder Naturtalente, deren Milch sofort einschießt. Aber es kann bis zu 2 – 3 Tage dauern, bis tatsächlich ausreichend Milch vorhanden ist. Die Hebamme und die Schwestern der Geburtsstation werden Dich mit entsprechenden Kräutertees, homöopathischen Mitteln und Akupunktur versorgen, so Du es wünscht, damit dieser Prozess vorangetrieben wird. Doch hat jede Mutter in diesem Punkt so ihren eigenen Rhythmus. Setze Dich also nicht unter Druck. Lege das Baby immer wieder, wie die Hebamme es Dir gezeigt hat, an die Brust (bitte immer

wieder die Seiten wechseln, damit beide Drüsen aktiviert und animiert werden.) und lasse das Kind saugen. Du wirst es merken, wenn die Milch da ist. In der Zeit bis dahin musst Du die Nerven behalten und eventuell das hungrige Gequarke Deines Sprösslings über Dich ergehen lassen. Da es jedoch noch gut versorgt ist, kann nichts passieren. Solltest Du das Gefühl haben, dass dieser Prozess zu lange dauert, solltest Du die Hebamme oder die Schwestern fragen, wie Du vorgehen sollst. Sie werden Dich individuell beraten, damit es Mutter und Kind gut geht.
Grundsätzlich ist bei allen Problemen / Schwierigkeiten, die mit dem Stillen zusammenhängen, die Hebamme die erste Ansprechpartnerin. Selbst wenn endlich die ersehnte Milch ausreichend produziert wird, kann es Probleme geben: Die Brustwarzen wölben sich nach innen. Das Kind will einfach nicht kräftig genug saugen. Die Brustwarzen sind sehr empfindlich und / oder fangen an zu bluten. Es kommt zu einem Milchstau oder gar einer Brustentzündung. Nein, Dir soll hier keine Angst gemacht werden. Auch die Hebamme wird Dich über diese Optionen bereits informiert haben. Für die empfindsamen Brustwarzen gibt es Silikonaufsätze, die diese schützen, das Stillen aber dennoch ermöglichen. Ein Milchstau kann durch eine Brustmassage und Homöopathie wieder zum Fließen gebracht werden. Wichtig ist, dass Du keine Angst hast, Dich bei der Hebamme zu melden und nachzufragen, wenn Dir etwas komisch vorkommt. Schließlich ist es Dein erstes Kind. Da kannst Du noch nicht alles wissen, nicht wahr?

Was passiert in der Nacht?

Solange Du Dich im Krankenhaus befindest, sind die Hebammen und auch die Krankenschwestern der Geburtsstation immer für Dich da und stehen Dir mit Rat und Tat zur Seite. Du kannst sie im wahrsten Sinne des Wortes ALLES fragen, was mit Dir und dem Kind zusammenhängt? Du traust Dich nicht, Dich in der Nacht zum Schlafen hinzulegen, weil Du meinst, dass Du es nicht hörst, wenn Dein Kind sich meldet. Hach – glaube mir, Du wirst es hören. Mütter haben diesen ganz besonderen, unsichtbaren Alarmknopf, der meisten ein paar Sekunden, bevor sich das Kind zu Wort meldet, gedrückt wird und Dich zum Aufwachen zwingt. Wenn Du gut vorbereitet bist, solltest Du nicht bei jedem Aufwachen des Kindes nach Unterstützung rufen. Sie werden auch zu Hause nicht in jeder Sekunde über Euch wachen. Traue Dir zu, die Signale des Kindes korrekt zu deuten. Und wenn dies am Anfang noch nicht ganz funktioniert, behältst Du es einfach im Arm und wiegst es sanft hin und her, oder Du legst es an Deine Schulter oder auf Deinen Bauch. Das sogenannte Bonding ist die wichtigste Aufgabe, die Du nun zu bewältigen hast. Und eigentlich ist es eine recht einfache Aufgabe. Viele werden jetzt den Kopf schütteln – aber ich sage Dir, je mehr Körperkontakt Du Deinem Baby in den ersten Tagen angedeihen lässt, desto besser werdet Ihr miteinander auskommen. Desto schneller wirst Du all seine noch kläglichen Kommunikationsversuche korrekt interpretieren. Und habe immer im Hinterkopf --> die Hebammen sind immer da, um Dir zu helfen.

Wer zeigt mir das Wickeln?

Für diese Aufgabe haben viele Geburtsstationen eine ganz besondere Krankenschwester, gewissermaßen eine Mischung aus „normaler“ Krankenschwester mit Schwerpunkt Geburtsstation / Gynäkologie und Kinderkrankenschwester. Sie weiß alles, was Du sie jetzt fragen möchtest. Sobald die erste Windel fällig wird, solltest Du Dich mit dem Babybett, das natürlich auf Rollen fährt, auf die Suche nach Ihr machen und das erste Wickeln gemeinsam mit ihr durchführen. Auch das Waschen wird sie Dir noch einmal genau zeigen. Keine Mutter wird von der Geburtsstation entlassen, wenn sie diese Aufgaben noch nicht beherrscht. Also, keine Angst – Du stehst nicht alleine vor dieser, vielleicht ein wenig beängstigenden Aufgabe. Du wirst sie mit Bravour bewältigen. Auch Deinem Mann kannst Du diese kleine Lehrstunde angedeihen lassen. Die Schwestern und Hebammen freuen sich, wenn sie den Vater gut instruieren können. So kann später zu Hause nichts mehr schief gehen.

Im Übrigen können sie dem frischgebackenen Vater auch sagen, welche Windelgröße er nun besorgen muss, bevor Ihr nach Hause kommt. Denn nicht alle Neugeborenen passen auch tatsächlich in die Neugeborenen-Windel. Es werden nämlich auch viele große Babys geboren, die schon ein bis zwei Nummern größer vertragen können.

Die erste Autofahrt

Wie lange Ihr im Krankenhaus bleiben werdet, hängt nicht ausschließlich von Euren Wünschen ab. Natürlich kann eine ambulante Geburt es mit sich bringen, dass Ihr bereits einige Stunden nach der Geburt gemeinsam losfahren werdet. Für gewöhnlich sind aber drei Tage Aufenthalt im Krankenhaus einzuplanen. In dieser Zeit können Mutter und Kind noch mehrmals untersucht werden, um sicher zu stellen, dass es ihnen bestens geht. Zudem kann in dieser Zeit auch die Stillberaterin bereits überprüfen, ob das mit dem Stillen auch so klappt, wie man es sich wünscht, wenn schon Milcheinschuss erfolgt.

Für die erste Autofahrt wirst Du sicherlich schon Vorbereitungen getroffen haben. Hier sind die Sicherheitsvorkehrungen für das Baby im Auto gemeint. Der reguläre Maxi-Cosi, also die Baby-Schale, in der das Kind sicher transportiert werden kann, ist für viele Neugeborene noch zu groß. Es bedarf eines Schalenverkleinerers. Falls Du nicht weißt, wie man ihn korrekt anlegt, lass es Dir vor der Geburt schnell noch einmal von erfahrenen Eltern zeigen. Es kann auf keinen Fall schaden, wenn man einen Freund/Freundin hat, der durch diese Erfahrungen bereits gegangen ist und einem mit Rat und Tat zur Seite stehen kann. Denn im wahren Leben ist es ja bekanntlich immer anders als im Buch.

Also – die erste Autofahrt: Dein Mann oder ein anderer Begleiter ist der Chauffeur und Du und Dein Kind werden auf die Rückbank verbannt.

Du und Dein Kind sitzen auf der Rückbank, weil die rückwärtsgerichtete Baby-Schale dort den sichersten Platz hat. Naja, und bei der ersten Autofahrt sollte einfach jemand bei dem Kind sitzen. Auch wenn es tief und fest schläft. Meine

Kinder haben ihre erste Autofahrt ja komplett verschlafen. Aber nicht alle Kinder reagieren auf den ersten Spaziergang außerhalb des Krankenhauses und die erste Autofahrt so gechillt. Sitzt jedoch die Mama daneben und kann es beruhigen, seid ihr schon so gut wie zu Hause. Sollte es tatsächlich anfangen zu schreien, kümmere Dich und bitte deinen Mann, wenn nötig, rechts ran zu fahren, aber nimm dein Kind während der Fahrt nicht aus dem Sitz.

Ach noch eines: Natürlich wird mit Kind im Auto NIEMALS geraucht! Solltest Du ein Raucherauto besitzen, wäre es schön, wenn Du vor dieser ersten Fahrt für einen angenehmen Geruch sorgst. Denn auf Zigarettengeruch im Auto reagieren tatsächlich viele Kinder jeglichen Alters.

Das Wochenbett

Die Zeit direkt nach der Geburt wird Wochenbett genannt. Auch wenn diese Zeit ganz und gar für das Neugeborene reserviert sein sollte, laufen im Hintergrund verschiedene Dinge ab.

Zum Wochenbett gehört leider auch der Wochenfluss. Er entsteht durch die Nachwehen, die die Loslösung der Plazenta mit sich bringt. Es wird noch auf dem Geburtsbett überprüft, ob sich die Plazenta vollständig gelöst hat. Sollte dies nicht der Fall sein, wird es manuell durchgeführt. In jedem Fall werden sich aufgrund der recht großen Wunde Nachblutungen einstellen. Diese können minimiert werden, wenn mindestens 1 Woche vor dem Stichtag mit der Einnahme von den homöopathischen Mitteln Arnica D6 und Hypericum D6 begonnen wird. Eines wird morgens, das andere abends genommen, jeweils 5Kügelchen. Während Arnica die Blutung geringer ausfallen lässt, senkt Hypericum die nervlichen Reize herab. Damit kann davon ausgegangen werden, dass der Wochenfluss in recht kurzer Zeit abklingt und auch nicht so extrem ausfällt, wie dies ohne Homöopathie geschehen wäre. Sollte es während des Wochenflusses zu Problemen kommen, ist die Hebamme der direkte Ansprechpartner. Es sollten ausschließlich Vlies- oder Flockenwindeln während dieser Zeit verwendet werden. Sorge für einen ausreichenden Vorrat. Nur so kann diese Blutung problemlos abfließen, ohne zu Infektionen zu führen.

Sicherlich können du und dein Mann auch Sex haben. Aber dabei sollten Kondome verwendet werden, damit Infektionen verhindert werden. Aber ganz ehrlich: Wartet doch eine Weile, bis die Blutung aufgehört und die Gebärmutter sich vollständig zusammengezogen hat.

Das Wochenbettfieber

Betrachtet man es genauer, kommt das Wochenbettfieber gar nicht so häufig vor. Trotzdem solltest Du schon einmal davon gehört haben, um die Symptome erkennen zu können.

Das Wochenbettfieber kann aufgrund von Problemen beim Ablauf des Wochenflusses auftreten. Ungewöhnlich ist der Wochenfluss dann, wenn:

- mehr als eine Binde pro Stunde durchgeblutet wird.
- das Blut wie Wasser aus dem Körper fließt.
- nach drei bis vier Tagen die Stärkte der Blutung wieder auf das Niveau direkt nach der Geburt ansteigt.
- auffällig große Blutgerinnsel abgehen.
- sich Fieber und / oder Schüttelfrost einstellen.
- sich der Geruch des Wochenflusses negativ verändert.

Frag bitte direkt bei der Hebamme nach oder mach einen dringenden Termin beim Frauenarzt aus. Diese Anzeichen müssen **sofort** in Augenschein genommen werden.

Der Baby-blues

Natürlich hast Du während der Schwangerschaft vom Baby-Blues gehört. Doch hast Du Dir nicht wirklich etwas darunter vorstellen können, richtig? Naja, und wer denkt schon, dass er bzw. sie nach der Geburt in ein schwarzes Loch fallen würde? Doch zu Deiner Erleichterung kann Dir bestätigt werden, dass Du keine Schuld daran trägst, wenn Du tatsächlich dem Baby-Blues erliegst. Denn es sind, wie schon so oft, „nur" die Hormone.

Was also ist passiert? Schließlich wolltest Du doch die ersten Wochen überglücklich mit Deinem Kind verbringen und Deinen Mann anhimmeln, sobald er sich zeigt und Dir eine Erfrischung bringt oder das Baby übernimmt. Und was ist jetzt? Ein kleines Häuflein Elend, das bei jeder Nichtigkeit anfängt zu weinen oder einfach nur tieftraurig da sitzt und Löcher in die Luft starrt.

Die gute Nachricht ist, dass der Baby-Blues rund 30 - 50 % aller Erstgebärenden erfasst. Ja, man kann beinahe sagen, er überkommt sie. Irgendwie ist es aber kein Wunder, denn die letzten Wochen waren von Anstrengungen, Anspannung und den letzten Vorbereitungen vor der Geburt geprägt. Was auch immer noch erledigt werden musste, bevor Du zur Entbindung gefahren bist, hast Du ohne Murren und Knurren erledigt. Doch nun, so circa 3 bis 10 Tage nach der Geburt, ist all diese Anspannung verflogen. Du bekommst langsam wieder ein Gefühl für Deinen eigenen Körper. Die berauschende Wirkung des Oxitocins, welches sich bei der Geburt des Kindes einstellt und für ein übergroßes Glücksgefühl sorgt, klingt langsam wieder auf ein Normalniveau ab. Doch auch der Hormoncocktail, der Dich während der Schwangerschaft begleitet hat, verändert sich wieder. Und genau an diesem

Punkt erscheint das schwarze Loch, in das Du vielleicht für einige Tage hineinfällst.

Hoffentlich hast Du Deinen Mann darauf vorbereitet, dass diese Situation entstehen kann. Denn es ist an ihm, Dich aufzufangen, zu trösten und auch ein klein bisschen wieder aufzubauen, und vor Allem, in den wirklich dunklen Momenten, in denen Du einfach nur noch die Augen schließen und schlafen möchtest, das Kind abnimmt. Schicke ihn, vielleicht zusammen mit der Oma oder dem Opa, mit dem Kind im Kinderwagen nach draußen. So hast Du Deine Ruhe. Kannst vielleicht in aller Ruhe duschen und die Ruhe bei einem Tee genießen. Oder Du legst Dich einfach für ein Nachmittagsschläfchen hin, um später ein wenig erholter wieder bereit zu stehen. Sicherlich ist diese Situation für Dich nicht angenehm. Vor allem, wenn Du für die Weinerei eigentlich gar nicht der Typ bist. Doch das stört die Hormone überhaupt nicht. Sie sorgen dafür, dass die aufgestaute Anspannung Deinen Körper und Deinen Geist verlässt. Lass' es einfach zu! In ein paar Tagen bist Du durch dieses Tief hindurch gegangen und kannst Dich wieder mit neuer Kraft dem Alltag stellen. Alle werden sich mit Dir freuen! Denke immer daran: Sie lieben Dich und werden Dich bestmöglich unterstützen.

Hast Du das Gefühl, Du bräuchtest medizinische Hilfe, ist die Hebamme Deine Ansprechpartnerin. Homöopathie, Bachblüten, Aromatherapie und Akupunktur können Dir in dieser Phase gute Dienste leisten. Und diese Behandlungsmethoden hat Deine Hebamme ja drauf, nicht wahr?

Die Wochenbettdepression

Wochenbettdepressionen entstehen insbesondere nach der Geburt des ersten Kindes. Sie können noch bis zu zwei Jahre nach der Geburt entstehen. Rund 20 bis 30 % aller Mütter und auch Väter sind betroffen.

Die Wochenbettdepressionen müssen vom Baby Blues abgegrenzt werden. Der Baby Blues stellt sich relativ schnell nach der Geburt ein, verschwindet aber auch relativ schnell wieder. Meist sind ein wenig Ruhe und liebevolle Unterstützung ausreichend, um ihn zu besiegen. Nicht so die Wochenbettdepressionen. Das Problem mit ihnen ist, dass sie sich langsam entwickeln. So können sie beispielsweise aus einem Baby-Blues heraus entstehen. Aber auch wenn dieser gar nicht vorhanden gewesen ist, können sich die Depressionen im Laufe der Zeit einstellen. Und doch ist der Unterschied nur schwer zu erkennen. Genau deshalb werden die Wochenbettdepressionen oftmals zu spät diagnostiziert. Solltest Du den Verdacht auf Depressionen haben oder ein vollkommen irrationales Verhalten von Dir, insbesondere im Umgang mit dem Baby, registrieren, so informiere sofort die Hebamme! Sie kann hoffentlich noch helfen, dass die Verstimmungen nicht schlimmer werden. Mit welchem Verhalten musst Du rechnen?

- Reizbarkeit
- Desinteresse (an dem Baby, am Leben generell)
- Schwindel
- Versagensängste (nicht nur im Umgang mit dem Baby)
- Traurigkeit
- häufiges Weinen
- Kopfschmerzen

- Schuldgefühle
- eine innere Leere
- Hoffnungslosigkeit
- Herzbeschwerden
- Appetitlosigkeit und Essstörungen
- Müdigkeit
- Schlafstörungen
- sexuelle Unlust
- zwiespältige Gefühle gegenüber dem Kind, aber auch dem Partner gegenüber
- sogar Selbstmordgedanken sind möglich

So vielfältig die Symptome sein können, denn dies müssen nicht alle sein, so vielfältig sind auch die Ursachen hierfür:

- ungewollte Schwangerschaft
- hormonelle Umstellung, die nach der Geburt aber normal ist.
- psychische Vorerkrankung
- Erkrankung der Schilddrüse
- genetisch veranlagte Depressionsneigung
- langes, erfolgloses Warten auf eine erfolgreiche Schwangerschaft
- Schwangerschaftsdepressionen
- Komplikationen während der Schwangerschaft
- voran gegangene Fehlgeburt
- Verlust der Selbstbestimmung
- sehr hohe Erwartungen an sich selbst als Mutter
- Probleme in der Beziehung, eventuell auch durch die Schwangerschaft oder durch die Geburt entstandene
- fehlende Unterstützung des Vaters und / oder der Familie

- schlechte Beziehung zum Kindsvater bzw. Verlassen-Werden während der Schwangerschaft oder direkt nach der Geburt
- finanzielle Probleme

Auch diese Liste ist nicht vollständig und müsste individuell abgeändert werden.

Aufgrund des individuellen Ausmaßes dieser Symptome und einer eventuellen Gefahr für das Kind sollte schnell gehandelt werden. Hier reichen die Kenntnisse vom Gynäkologen bzw. der Hebamme oftmals nicht mehr aus. Bei einer mäßigen Ausprägung ist oftmals bereits eine Selbsthilfegruppe empfehlenswert. Je intensiver sich die Wochenbettdepression jedoch zeigt, desto früher sollte ein Psychotherapeut eingeschaltet werden. Einer, der sich auf diese Problematik versteht. Es kann schon vorkommen, dass ein Gynäkologe auch die Ausbildung zum Psychotherapeuten absolviert hat, um seinen Patientinnen entsprechend zur Verfügung zu stehen.

Wie bereits gesagt, können sowohl Mutter als auch Vater davon betroffen sein. Es wäre natürlich fürchterlich, wenn beide Elternteile betroffen wären.

Nein, wenn Ihr beide gut auf Euch Acht gebt, sollte dieses Szenario nicht eintreten. Aber dies kann nicht vorhergesagt werden. Leider! Also gebt nicht nur auf das Kind Acht, sondern auch auf Euch beide!

Mein Kind schreit nur? Was nun?

Ja, Babys schreien ab und an:

- Wenn sie Hunger/Durst haben,
- sich einsam fühlen,
- die Windel voll ist,
- sie müde oder krank sind.
- oder sie ein Bäuerchen nach dem Essen machen müssen

Doch was, wenn sie ungewöhnlich viel schreien. Wenn man das Gefühl hat, dass das Baby einfach nur am Schreien ist oder es so erscheint? Nicht nur, dass sich ein Gefühl der Unzulänglichkeit einstellt. Auch kann ein stetes Babygeschrei extrem an den Nerven zerren. Es bleibt einem nichts Anderes übrig, als in den Stunden, in denen das Kind schläft, ebenfalls zu schlafen. Es wird sich beim Erwachen sicherlich wieder bemerkbar machen. Für Dich, die ja für gewöhnlich zunächst beim Kind bleibt, steht diese Option natürlich im Raum. Du kannst Dich dem Rhythmus des Kindes anpassen.

Verschiedene Ursachen können ein stetes Geschrei auslösen. So sind viele Kinder in den ersten drei Monaten sehr unruhig. Ihr Körper versucht sich nach der Schwangerschaft an das „reale" Leben zu gewöhnen und hat sichtlich damit zu kämpfen. Insbesondere der Magen-Darm-Trakt bedarf der Unterstützung. Es lohnt sich, das Kind viel in der Babytasche herumzutragen oder im Fliegergriff auf dem Arm zu haben. Durch diese Bewegungen wird der Darm sehr gut in Bewegung gehalten, wodurch die Blähungen besser abgehen

sollten. Hier können Symbioflor 1 und 2 sowie Mutaflor aus dem Bereich der Homöopathie gute Dienste leisten. Sollten diese Probleme bei Eurem Kind auftreten, sucht Euren Kinderarzt aus, damit dieser die Therapiemöglichkeit bestätigen kann. Zudem solltet Ihr immer Anis-Kümmel-Fenchel-Tee im Hause haben. Dieser kann nach Absprache mit der Hebamme und dem Kinderarzt ungesüßt zusätzlich zur Muttermilch gegeben werden.
Zudem wäre es schön, wenn das Stillen selbst noch einmal kontrolliert wird. Trinkt das Baby vielleicht zu schnell? Dabei kann es zum Verschlucken von Luft und somit zu Blähungen kommen.
Klappt es mit dem Stillen nicht so wie es sein soll und Du stellst auf Ersatzmilch um? Auch dabei kann es durch die Nahrungsumstellung zur vermehrten Gasbildung kommen. Grundsätzlich sollte bei anhaltendem Schreien das Kind dem Kinderarzt vorgestellt werden. Ein Leistenbruch, eine Schiefstellung der Halswirbelsäule, eine Gelenksblockade oder eine Ohrenentzündung – eine genaue Diagnose kann zur Behebung der Ursache führen.

Doch es gibt auch extrem sensible Kinder, die mit der Geburt und Allem, was ihnen danach widerfährt, einfach nur überfordert sind. In diesem Fall sollte es im Haus ruhig und liebevoll wohlig sein. Denn alle Reize werden förmlich aufgesogen, wie bei einem Schwamm. Doch kann das Baby diese nicht verarbeiten. Habt Ihr Euch gefreut, so schnell mit dem Kind wieder unter Leute zu kommen, sind diese Pläne ad acta zu legen. Stattdessen ist alles erlaubt, was ruhig und mit wenig Reizen verbunden ist. Dann gibt sich auch das Geschrei. Viel Körperkontakt, leise Gespräche mit dem Kind und selber viel Kraft, um die innere Ruhe aufrecht erhalten zu können, sind jetzt gefragt. Denn je gelassener mit dieser Situation umgegangen wird, desto schneller kann das Baby sich auf die „neue Welt" einlassen, ohne extrem darauf zu reagieren.

Damit Eure Nerven dem standhalten können, kann ein großer Eis- oder Schokoladenvorrat eventuell hilfreich sein. Gelassenheit ist nun das oberste Gebot. Auch kann es hilfreich sein, einen festen Tagesablauf für das Baby einzuführen. Um eine Krankheit auszuschließen, sollte der Kinderarzt oder die Hebamme befragt werden. Mitunter ist es ein warmes Bad hilfreich, das für momentane Ruhe sorgen kann.

DAS WICHTIGSTE: Das Baby darf, was immer auch passiert, wie schlimm auch immer das Geschrei ist, NIEMALS geschüttelt werden. Es kann von Vorteil sein, wenn Du das Kind zunächst an einem sicheren Ort, etwa dem Babybett, ablegst und Dich selber beruhigst. Bist Du wieder ruhig, kannst Du Dich nun wieder der Beruhigung des Kindes widmen. Wenn Du/Ihr die Option habt, schickt ab und an die Tante, die Oma oder den Opa mit dem Kind im Kinderwagen nach draußen. Frische Luft tut dem Kind gut. Sollten zu viele Reize vorhanden sein, kann eine Gardine vor den Kinderwagen gehängt werden. So ist es abgeschirmt. Und während sie spazieren fahren, könnt Ihr Euch wenigstens für einen kurzen Augenblick erholen. Mit viel Glück wird das Kind schlafend wieder bei Euch abgeliefert. Dann lasst es schlafen, solange es ihm möglich ist. Denn auch für das Kind ist das Schreien kräftezehrend.

Ernährung, Gesundheit und Krankheiten Deines Babys und der Mama in der Anfangszeit

Gerade beim ersten Kind sind dies alles Fragen, mit denen man sich noch niemals beschäftigt hat. Naja, einige Erstlingsmütter haben vielleicht durch Geschwister und Freundinnen bereits einige Themen ansatzweise durchlaufen. Um aber das eigene Kind gesund durch das erste Lebensjahr zu begleiten, bedarf es einiger weiterer Informationen. Hier sind sie:

Ernährung

In den ersten Monaten sollte nach Möglichkeit ausschließlich Muttermilch gefüttert werden. Wenn Du zudem in der Lage bist, zu Stillen, wäre dies fantastisch, denn das tägliche Stillen führt zu einem intensiven Bonding.

Kommt die Zeit, dass Milch alleine nicht mehr zur Sättigung führt, kommt für Euch die spannende Phase der Breikost. Vielleicht hast Du dich ja bereits vorbereitet und diverse Babybreie gekocht und portionsweise eingefroren oder eingekocht. Fertigbreie tun es aber auch. Ab welchem Monat Brei gefüttert werden kann, ist unterschiedlich, da es auch von der Länge der Stilldauer abhängt. Für gewöhnlich kann ab dem 6. Monat zugefüttert werden. Zunächst sollten

Getreidebreie, die eventuell mit Obst angereichert werden, in Betracht gezogen werden. Später kommen dann leicht verdauliche Gemüse und noch später eventuell auch Fleisch hinzu. Wird der Brei von Euch selbst gekocht, achtet bitte darauf, dass Babys noch kein Salz und wenig Gewürze in ihrem Essen wünschen.

Ab dem 10. Monat kann es eventuell alleine mit dem Löffel essen – natürlich nicht perfekt. Euer Baby muss erst einmal die motorischen Fähigkeiten entwickeln, um den Löffel auch gezielt zum Mund zu führen. Lass Deinem Kind die Zeit, die es braucht, um dies zu lernen. Gestattet auch das nicht so gern gesehene Panschen und Spielen mit dem Essen. Dies ist für die Entwicklung nicht hinderlich – ganz im Gegenteil.

Ein Tipp, falls Ihr in einem schicken Restaurant gastiert und Euer Sprössling unbedingt selber essen will:
Hirsekringel oder sonstige gesunde Snacks (Gemüse) auf den Teller legen und die Sauerei bleibt vorerst aus.

Wenn es mit dem Stillen nicht klappt: Alternativen?

Auch wenn es nicht schön ist, es kommt immer wieder einmal vor, dass der Milcheinschuss bei einer Mutter vollkommen ausbleibt und dann gibt es auch noch Mütter, die nicht stillen möchten. Kein Problem, denn das muss Du für Dich selbst entscheiden. Natürlich wird Dein Kind aber nicht verhungern, denn es gibt ja Säuglingsnahrung, die vom ersten Tag angegeben werden kann und mit dem Kind „mitwächst“. Dabei gibt es natürlich ebenso Einiges zu beachten wie beim natürlichen Stillen.

- Auch wenn die Hersteller von ihren Produkten stets behaupten, dass sie die besten auf dem Markt haben, sind die Unterschiede minimal. Du kannst also die Produkte des Herstellers verwenden, der Dir persönlich am besten zusagt oder Dir von Deiner Hebamme empfohlen wurde.

- Als erstes wirst Du die „pre-Milch" verwenden. Sie ist der Muttermilch am ähnlichsten und wird über gut 6 Wochen verwendet. Danach wird zur so genannten 1er-Milch gegriffen. Einige Kinder benötigen diese Variante bereits von Anfang an. Das gesamte erste Lebensjahr hindurch kann die 1er-Milch verwendet werden. Die 2er- und später die 3er-Milch kommt frühestens zum Einsatz, wenn das Kind schon Beikost erhält. Da aber die meisten Kinder bereits nach 6 Monaten nach Beikost verlangen, ist auch der Milchwechsel in diesem Zeitraum schon möglich. Das hört sich jetzt kompliziert an. Doch wirst Du es merken, wenn Dein Kind nicht ausreichend Nahrung erhält. Es wird sich definitiv bemerkbar machen, wenn die verwendete Milchersatznahrung nicht mehr ausreicht und Du wirst die Situation schnell ändern wollen.
- Eine gute Ausrüstung ist angesagt, damit das Kind mit der Flasche optimal gefüttert werden kann. Es gibt verschiedene Flaschensysteme, die alle ihre Berechtigung haben. Lass' Dich diesbezüglich von Deiner Hebamme beraten. Sie hat den Überblick über die besten Systeme, die zu Zeit auf dem Markt sind. Solltest Du bemerken, dass Dein Baby mit einem System nicht zurecht kommt oder Du selber nicht zufrieden damit bist, sollte schnellstmöglich ein Anderes ausprobiert werden.
- Bitte sei immer sehr sorgfältig mit den Flaschen und sämtlichen Aufsätzen und Schnullern. Sie müssen nach jedem Gebrauch sterilisiert werden. Die Schnuller benötigen diese Behandlung nur einmal

am Tag. Der Grund liegt auf der Hand: Milchreste in der Flasche oder dem Saugaufsatz können schnell zu einer Bakterienfalle werden. Daher ist eine sofortige Reinigung nach Gebrauch die einzig wirksame Methode gegen aufkommende Keime und Bakterien.

- Welches Flaschenmaterial ist am besten? Wir wissen alle, dass Kunststoffflaschen Bisphenol A (BPA) enthalten kann, was sich negativ auf den Organismus des Babys auswirkt. Natürlich gibt es aber Hersteller, die ohne BPA auskommen. Alternativ kann zur Glasflasche gegriffen werden.
- Den perfekten Sauger gibt es nicht. Silikonsauger sind ein wenig härter als Latexsauger. Doch diese haben zu Beginn einen gewissen Eigengeruch, den nicht jedes Baby akzeptiert. Du musst einfach ausprobieren, was akzeptiert wird und was nicht. Es kann tatsächlich vorkommen, dass das Baby lieber hungert, bevor es den unliebsamen Sauger nutzt.
- Sauger-Größe 1 gilt für Babys von 0 bis 6 Monaten. Sauger-Größe 2 wird für Babys zwischen 6 und 18 Monaten eingesetzt. Ab 18 Monaten wird Größe 3 verwendet.
- Experten gehen davon aus, dass ein Baby 8 – 10 Flaschen à 125 ml benötigt. Wird es älter, wird die Flaschengröße mitwachsen. Die Anzahl der Flaschen bleibt gleich. Zudem kommt irgendwann Beikost hinzu, was natürlich die Flaschenmenge verringert.
- NIEMALS Rest von Flaschenmilch oder abgepumpter Milch aufwärmen! Salmonellen und E.coli-Bakterien können sich schnell in der Milch bilden.

Abpumpen – Wie mache ich es richtig?

Verschiedene Gründe können dazu führen, dass Du abpumpen möchtest: Empfindliche Brustwarzen, weil Dein Kind unregelmäßig trinkt, du aber ausreichend Milch hast, weil Du während der Arbeit nicht stillen kannst und die Milch zu Hause beim Kind lässt. Doch solltest Du Dir von Deiner Hebamme unbedingt zeigen lassen, wie es richtig geht. Die Milch muss fließen, damit es nicht zu einem Milchstau, oder noch schlimmer, zum Versiegen des Milchflusses kommt. Doch muss das Abpumpen tatsächlich geübt werden. Mit ein wenig Übung ist es ganz einfach. Da Du es nicht vor der Geburt lernen kannst, da die Milch erst durch das Kuschelhormon Oxitocin einschießt, zeigen es Dir die Hebammen oder Krankenschwestern direkt im Krankenhaus oder Deine Hebamme bei den Nachsorgebesuchen. Die Milchproduktion kannst Du Stück für Stück steigern. Wenn Dein Baby nicht alles trinkt, kannst Du sie auch einfrieren. Wichtig ist, dass Du immer das Datum vermerkst, damit Du auch nach dem richtigen Beutel greifst. Für den täglichen Gebrauch reicht die Aufbewahrung im Kühlschrank.

Nein, Du bist keine Kuh, die gemolken wird. Denn es gibt ja handfeste Gründe, warum Du abpumpst, nicht wahr? Diese Gedanken solltest Du einfach wegwischen. Leider können solche negativen Gedankengänge die Milchproduktion oder aber das erfolgreiche Abpumpen behindern. Du musst Dich tatsächlich wohl damit fühlen, um über einen längeren Zeitraum Erfolg damit erzielen zu können, deshalb ist eine ruhige Umgebung empfohlen. Musst Du auf der Arbeit abpumpen, kann ein Bild Deines Kindes helfen, um Dich zu entspannen und daran zu erinnern, warum Du es eigentlich machst. Brauchst Du einen Anreiz, kann eine warme Kompresse helfen, den Fluss in Gang zu setzen. Ebenso kann eine leichte Massage der Brust, den gewünschten Erfolg bringen.

Mach' Dir immer wieder bewusst, dass Dir der Dank Deines Babys, unausgesprochen, sicher ist. Du kannst auf diese Weise die Milch beim Vater, den Großeltern, aber auch bei der Babysitterin / Nanny lassen, wenn Du für einen längeren Zeitraum das Haus verlassen musst.

Natürlich kannst Du auch stillen und dennoch zusätzlich abpumpen. In diesem Fall sollte direkt nach dem Stillen die verbleibende Milch abgepumpt werden.

Hygiene steht auch beim Abpumpen an vorderster Stelle. Dies gilt sowohl für die Aufsätze, die auf der Brust angesetzt werden, die Pumpe samt Schläuchen, als auch Deine Hände. Nein, Einmal-Handschuhe sind nicht notwendig. Gutes Händewaschen ist ausreichend. Wenn Du auf Nummer sicher gehen möchtest, kannst Du auch ein Desinfektionsmittel verwenden. Dies gilt natürlich auch für die Flaschen, die zum Füttern eingesetzt werden. Sauberkeit ist immer das oberste Gebot.

Die wichtigsten Fragen werden im Folgenden geklärt

Worin lagere ich meine Milch?

In Glasbehältern oder Kunststoffbehältern, die den Zusatz BPA-frei enthalten. Falls Ihr eine Einweglösung bevorzugt, gibt es so genannte Muttermilchbeutel, die nach einmaliger Nutzung zu entsorgen sind.

Wie lagere ich meine Milch?

1. Die Milch kann bei **Raumtemperatur** ca. drei bis sechs Stunden gelagert werden.

2. Soll die Milch länger als ein Tag halten, muss diese im **Kühlschrank** luftverschlossen aufbewahrt werden. Im Kühlschrank kann Sie zwei bis vier Tage aufbewahrt werden.

3. Im **Gefrierschrank** kann Deine Milch bis zu acht Monaten aufbewahrt werden.

Wie taue ich meine Milch wieder auf

Wenn Du die Milch auftauen möchtest, solltest du diese unter fließendem Wasser mit 37°C halten und langsam erwärmen lassen. Benutze KEINE Mikrowelle, da Du hier keinen Einfluss auf die exakte wärme hast - Die Milch kann schnell überhitzen.

Brust der Frau pflegen

Die Brust der Frau muss in diesen Tagen Schwerstarbeit leisten. Daher ist es nicht verwunderlich, wenn sich die Belastung bemerkbar macht. Daher ist es so wichtig, dass gerade in den ersten Tagen die Brust von der Hebamme abgetastet und überprüft wird. Sie wird es sofort bemerken, wenn sich Probleme anbahnen. Und Du wirst es natürlich auch merken. Sprich' sie sofort darauf an, wenn Du das Gefühl hast, dass mit Deiner Brust etwas nicht in Ordnung ist.

Wunde Brustwarzen

Das Gewebe rund um die Brustwarzen ist bei den meisten Frauen sehr empfindlich. So kann es durchaus passieren, dass sie in der Gewöhnungsphase an die neue Belastung zunächst einmal wund werden. Diese Phase kann einige Tage andauern. Doch auch die falsche Stillposition kann zum Wundwerden der Brustwarzen führen. Probiere aus, wie das Kind am besten liegt, sodass Dir das Stillen keine Schmerzen mehr bereitet. Du wirst erleichtert sein, wenn Ihr zusammen die richtige Position gefunden habt und das Stillen mit einem Mal zu einem positiven Ereignis wird.

Wenn Du merkst, dass Du mit dem Stillen Probleme hast, bespreche diese Angelegenheit beim nächsten Nachsorgetermin mit Deiner Hebamme. Sie wird die Brust untersuchen und Dir mit einem Mittel aus ihrem naturheilkundlichen Bestand helfen. Ob dies eine Salbe ist oder Auflagen, vielleicht auch ein homöopathisches Mittel hängt von den Umständen ab. Aber vertrau' ihr. Sie weiß genau, was sie tut. Ein grundsätzliches Pflegemittel ist Wollfett (Lanolin). Es ist als Salbe erhältlich und sollte in Deiner Ausrüstung nicht fehlen. Dies gilt auch für Auflagen aus Zellstoff, die in den BH eingelegt werden können. Sie schützen nicht nur die Brustwarze, sondern fangen auch eventuell austretende Milch auf.

Natürlich sollte ein Wundwerden vermieden werden. Versuche daher die folgenden Tipps einzuhalten:

- Suche Dir eine bequeme Position im Sitzen oder Liegen. Stelle sicher, dass Ihr Euch einen ruhigen Platz gesucht habt. Gestresst hat weder das Kind Lust zum Trinken, noch hast Du Lust, lange so sitzen zu bleiben, nicht wahr?
- Das Baby liegt mit dem Köpfchen so vor der Brust, dass es die Milch bereits riechen kann. Achte darauf, dass seine Nase frei bleibt, um weiterhin riechen zu können.
- Damit das Baby so viel vom Warzenvorhof mit der Brustwarze in den Mund nehmen kann, sollte der Mund so weit wie es geht geöffnet sein. Ja, das wirkt manchmal, als würde ein kleiner Hai nach Deiner Brust schnappen – aber es ist Dein Lieblingshai, also ist das doch kein Problem für Dich, oder?
- Die ersten Saugbewegungen des Babys sind regelrecht gierig und hektisch. Ist der Milchfluss aber erst einmal angeregt und regelmäßig, werden auch die Bewegungen des Kindes ruhiger und es schluckt in einem regelmäßigen Rhythmus.

Solltest Du trotz der Unterstützung Deiner Hebamme die wunden Brustwarzen nicht überwinden können, hilft es nichts – Du musst abpumpen, um mit der Flasche füttern. Macht nichts! Hauptsache, Dir geht es wieder besser und das Kind kann gefüttert werden, ohne Dir weh zu tun.

Milchstau

Ja, was soll das nun schon wieder? Gerade eben hat das Stillen doch noch gut geklappt und nun staut sich die Milch, die Brust fängt schon an zu spannen und zu schmerzen. Ein Umstand, der natürlich schon wegen des Schmerzgefühls schnellstmöglich behoben werden sollte. Und natürlich darf nicht vergessen werden, dass auch das Baby in absehbarer Zeit wieder Hunger haben wird. Was kann also auf die Schnelle getan werden?

Zunächst einmal die gute Nachricht: In den meisten Fällen einer Brustentzündung ist es kein Problem, das Kind weiterhin zu stillen. Und doch sind einige Maßnahmen notwendig, damit sich der Stau löst und eine Entzündung durch die gestaute Milch möglichst verhindert wird. Zudem geht der Milchstau mit Abgeschlagenheit und Müdigkeit einher. Wird er nicht bemerkt, kann es recht schnell zur Fieberentwicklung und Kopfschmerzen kommen.

Bemerkst Du die ersten Anzeichen eines Milchstaus, nämlich eine Verhärtung der Brust und spürbare Knubbel, versuche zunächst, die Milch mittels einer sanften Brustmassage wieder zum Fließen zu bringen. Sollte das Kind gerade keinen Hunger haben, ist dies zwar nicht schön. In diesem Fall ist es jedoch wichtiger, dass der Stau aufgelöst wird. Das bisschen Milch, das dabei verloren geht, hast Du schnell wieder nachproduziert.
Auch eine warme Dusche ist denkbar, um den Fluss zu reanimieren. Besteht gerade keine Möglichkeit zu duschen, kannst Du Dir auch warme Kompressen auflegen.
Nun hat sich der Milchstau aber über Nacht manifestiert und ist schon recht gut ausgeprägt. Dann gibt es keine andere Option: Du rufst Deine Hebamme an und bittest sie um Rat. Sie kennt die Problematik und hat auch für Deinen Fall eine

Lösung parat. In ein bis zwei Tagen hast Du den Milchstau überstanden und kannst Dich problemlos wieder dem Alltag widmen.

Wie kann also dem Milchstau vorgebeugt werden? Hierfür ist der Positionswechsel wichtig. Für Dich bedeutet dies, dass Du Dein Baby an beiden Brüsten während einer Mahlzeit trinken lässt. Manchmal kann es auch sein, dass Ihr beiden Eure optimale Stillposition noch nicht gefunden habt. Bitte doch einmal Deine Hebamme, eine vollständige Mahlzeit des Babys zu begutachten. Vielleicht hat sie ja noch den einen oder anderen Verbesserungsvorschlag. Wird das Kind in einem anderen Winkel angelegt, wird die Brust auch von anderer Seite massiert, sodass sich dort befindliche Milch ebenfalls trinken lässt und nicht dort verbleibt. Versuche, den Unterkiefer des Kindes hierzu an die härteste Stelle der Brust zu bringen. Somit erreichst Du den besten Massageeffekt.

Nicht nur das Baby kann in eine andere Position gebracht werden. Für Dich gilt das Gleiche: Liegen, sitzen, mit oder ohne Stillkissen oder gar von rückwärts angelegt, sodass es aussieht, als hättest Du einen Fußball unter den Arm geklemmt.

In jedem Fall musst Du weiterhin stillen, auch wenn es Dich aufgrund des Schmerzes Überwindung kostet. Die Brust muss auf jeden Fall geleert werden. Und zudem soll das Kind ja auch satt werden.

Achte auf die Brust- und Handhygiene. Wenn möglich, spüle die Brust nach dem Stillen mit fließendem Wasser ab. Gut abtupfen und großzügig mit Lanolin einreiben. Hast Du keines zur Hand, kannst Du alternativ Brustwarze und Vorhof mit Muttermilch einreiben. Lass' es an der Luft trocknen.

Verwendest Du Stilleinlagen, ist es angeraten, sie in dieser Zeit lieber einmal mehr zu wechseln.

Sollte sich der Milchstau in eine Brustentzündung entwickeln, wird es auf jeden Fall ein Fall für die Hebamme. Alternativ kannst Du mit Kühlpacks, Quark oder Weißkohlblättern die Brust kühlen. All diese Mittel ziehen die Entzündung aus dem Gewebe heraus. Helfen alle alternativen Mittel nicht, würde der Arzt ein Antibiotikum verschreiben, das in der Stillzeit verwendet werden darf.

Achte darauf, dass die Brust keinen Druck erfährt. Lockere Kleidung und einen sehr gut passenden Still-BH sind zu empfehlen. Mache Dir vor allem keinen Kopf, wodurch der Milchstau entstanden sein kann. Denn unter Anderem können zu intensive Gedanken, der Stress der Geburt, der ungewohnte, weil neue Umgang mit dem Baby, oder etwaige andere Sorgen die Ursache dafür sein. Natürlich kannst Du die Sorgen nicht abschalten. Aber vielleicht kannst Du sie hin und wieder gut zur Seite schieben oder ganz ins Universum zurück verbannen. Natürlich gelingt dies nicht dauerhaft, aber wenn es für die Stillzeit gelingen kann, habt Ihr beide schon viel gewonnen.

Gesundheit

Die Gesundheit Deines Kindes ist ein Heiligtum, das es zu schützen gilt. Dafür bedarf es einiger Informationen, um die richtigen Entscheidungen treffen zu können. Natürlich muss jeder die Entscheidungen nach bestem Wissen und Gewissen treffen. Da einige Themen jedoch recht kontrovers diskutiert werden, ist eine umfangreiche Information die beste Grundlage, um in diese Diskussion einzusteigen.

Vitamine

Vitamin K

Vitamin K ist unerlässlich für eine optimierte Blutgerinnung. Muttermilch weist einen eher niedrigen Vitamin-K-Wert auf. Damit dieser Mangel überbrückt wird, um nicht zu unvorhersehbaren Blutungen zu führen, wird direkt nach der Geburt, bei der U2 sowie der U3 eine Dosis Vitamin K den Neugeborenen verabreicht. Wie aber auch bei Erwachsenen kann die Blutungsneigung nicht auf Null gebracht, sondern nur auf einen akzeptablen Minimalwert gesenkt werden.

Da sich auch die Blutgerinnung erst vollkommen entwickeln muss, sollte in den ersten Wochen auf größere, blaue Flecken, Nasenbluten, Blut im Stuhl oder Urin usw. geachtet werden. In jedem Fall wäre ein sofortiger Besuch beim Kinderarzt angeraten. Da Vitamin K auch einen großen Bezug zur Leber hat, sollte auch bei einer Neugeborenen-Gelbsucht, die länger als 2 Wochen besteht, der Kinderarzt konsultiert werden.

==> Die prophylaktische, sehr hohe Dosis von Vitamin K zu drei festen Terminen ist nicht unumstritten. Die Höhe der Dosis entspricht den Ergebnissen, die verschiedenen

Statistiken zu diesem Thema entnommen wurden. Doch besteht die Option, die Dosis zu reduzieren und dafür über 12 Wochen eine tägliche, aber sehr niedrige Dosis Vitamin K einzusetzen. Die Entscheidung, welchen Weg Ihr als Eltern gehen wollt, bestimmt Ihr selbst. Selbstverständlich sollte dies bereits im Vorwege mit Kinderarzt, Hebamme und natürlich auch der zuständigen Geburtsklinik abgeklärt werden. Eine weitere Option wäre, den Vitamin-K-Gehalt der Mutter zu erhöhen, was sich später in der Muttermilch niederschlägt. Haferflocken, Blattsalat, Blattgemüse, Möhren und verträgliche Kohlsorten in Kombination mit Maiskeim- oder Olivenöl in großen Mengen verzehrt, können den Vitamin-K-Gehalt der Muttermilch auf jeden Fall verdoppeln. Eine Aufgabe, die zu bewältigen wäre, nicht wahr?

Vitamin D

Vitamin D ist ebenfalls eine Empfehlung für alle Neugeborenen. Nun muss man dazu wissen, dass für uns Menschen vorrangig Vitamin D2 und Vitamin D3 wichtig sind. Vitamin D3 wird über das Sonnenlicht aufgenommen, sodass die Empfehlung für Erwachsene herausgegeben wurde, dass es ausreicht, sich täglich 20 Minuten im Freien aufzuhalten und mindestens das Gesicht und die Hände dem Sonnenlicht auszusetzen, um den täglichen Vitamin D3 Bedarf zu decken. Bei Babys, Kindern generell, muss man natürlich etwas vorsichtiger sein, da ihre Haut noch sehr empfindlich ist und nicht dem direkten Sonnenlicht ausgesetzt werden sollte. Glücklicherweise reicht die Sonneneinstrahlung, die das Kind auch im Schatten erreicht, um diese Wirkung vollständig hervorzubringen. Vitamin D2 wird für gewöhnlich über pflanzliche Nahrung aufgenommen. Über die Muttermilch wird das Baby ausreichend mit Vitamin D2 versorgt wird. Wenn es bei regelmäßigen Spaziergängen oder -fahrten an die frische Luft kommt, ist auch für ausreichend Vitamin D3 gesorgt, selbst in den Wintermonaten. Und im Sommer ist trotz Allem für einen ausreichenden Sonnenschutz, auch im Kinderwagen, zu sorgen. Daraus ergibt sich die Frage, ob die Gabe von zusätzlichen Vitamin D- Präparaten überhaupt notwendig ist. Möchtest Du auf Nummer sicher gehen, solltest Du Deine eigene Nahrung derart umstellen, dass Du mit viel Vitamin D versorgt bist. Dann erhält auch Dein Kind ausreichend über die Milch. Die Alternativmilch, falls Du per Flasche fütterst, ist für gewöhnlich mit ausreichend Vitamin D angereichert, sodass Du Dir in diesem Fall keine Gedanken machen musst. Die Alternative dazu wäre die Gabe von Vitamin D Tabletten oder Tropfen. Deine Hebamme kennt die besten Präparate, die zur Zeit eingesetzt werden und wird Dich entsprechend beraten. Auch der Kinderarzt kann diesen Part übernehmen. Die Gabe dieser Präparate wird für das gesamte erste Lebensjahr empfohlen. Wintergeborene sollten sie auch während ihres zweiten Winters weiternehmen und erst im Frühjahr mit der Einnahme aufhören.

Vitamin D und Vitamin K unterstützen sich gegenseitig. So hilft das K dem D, das Calcium bestmöglich zu verstoffwechseln, um die Knochen zu stärken. Gleichzeitig wird dafür gesorgt, dass es bei der Verstoffwechslung aus den Organen entfernt wird.

Da die Folgen eines Vitamin D- Mangels erst relativ spät ersichtlich wären, ist die Prophylaxe durchaus verständlich. Frauen jedoch, die sich sehr gut und ausgewogen ernähren, versorgen ihr Kind auch ausreichend, wenn sie zudem noch regelmäßig mit dem Kind an der frischen Luft sind. Entscheide selbst! Was sagt Dir Deine innere Stimme diesbezüglich?

(Kinder-)Krankheiten behandeln

Jedes Kind kann einmal krank werden. Dies können Alltagskrankheiten wie Bauchweh oder Erkältungen sei. Ebenso Erkrankungen, die mit Beeinträchtigungen einhergehen, wie Asthma oder Neurodermitis. Bei Unsicherheiten hinsichtlich der Diagnose sollte immer der Kinderarzt oder das Kinderkrankenhaus aufgesucht werden.

Dennoch solltest Du Einiges über Krankheiten bei Babys wissen. Jede Krankheit sorgt dafür, dass das Immunsystem sich weiter entwickeln kann. Babys kommen nämlich mit einem so gut wie nicht entwickeltem Immunsystem zur Welt. Es muss sich gewissermaßen erst der neuen Umgebung anpassen. Wie schnell dies vor sich geht, ist individuell unterschiedlich und ein klein bisschen Veranlagung. Doch ist es tatsächlich so, dass jede Infektion, die das Baby durchläuft, das Immunsystem zunächst herausfordert, um es letztlich gestärkt zu verlassen.

Dies gilt übrigens auch für die Kinderkrankheiten. Die Kinderkrankheiten waren früher weit verbreitet. Für gewöhnlich haben sich die Kinder bereits früh in ihrem Leben damit angesteckt. Man hat die noch nicht infizierten Kinder sogar bei den Kranken spielen lassen, damit sie die Krankheit auch schnell hinter sich lassen konnten. Denn diese Krankheiten werden durch Tröpfcheninfektion übertragen. Heute wird recht früh schon gegen die meisten Kinderkrankheiten geimpft. Jetzt geht es erst einmal darum, wie diese Krankheiten erkannt und schnellstmöglich behandelt werden.

Durchfall

Wie erkenne ich es?

Dünner, wässriger Stuhl, der sich 3 – 5 Mal und häufiger in der Windel zeigt, wird als Durchfall bezeichnet, einhergehend mit Appetitlosigkeit, Unruhe, Erbrechen, Fieber und evtl. Gewichtsverlust. Der Bauch ist angespannt.

Wie behandeln?

Ausreichende Flüssigkeitszufuhr. Bei Fieber gerne kalte Wadenwickeln. Kinder, die bereits Beikost erhalten, können mit Banane gefüttert werden, da diese ausreichend Fasern vorhält, um die Flüssigkeit zu binden. „Flaschenkinder" sollten mit der Heilnahrung von Humana gefüttert werden. Es wirkt dem Durchfall entgegen und ist mit Mineralien, Vitaminen und auch Spurenelementen angereichert.

Wie soll ich mich verhalten?

Gestillte Kinder werden weiter gestillt. Zusätzlich kann Wasser gegeben werden. Es heißt nun beobachten, denn die meisten Durchfälle geben sich von alleine. Geschieht dies nicht und tauchen Zeichen der Austrocknung auf, ist sofort einen Arzt aufzusuchen. Man spricht von einer Zeitspanne von 6 Stunden, in der sich eine Besserung einstellen sollte. Die Hebamme kann Dir zudem mit der Nennung von homöopathischen Mitteln unter die Arme greifen. Sie werden individuell ausgewählt, um herauszufinden, wo die Ursache für den Durchfall liegt.

Erbrechen

Viele Babys brechen direkt nach dem Stillen, ganz einfach, weil sie zu viel Milch aufgenommen haben. Die „Portionen" könnten verkleinert werden. Hält das Erbrechen mit größeren Mengen an, werden ganze Mahlzeiten wieder ausgespuckt, sollte dies natürlich ärztlich abgeklärt werden. Solange die Mengen sich im Rahmen halten und das Kind ausreichend zunimmt, finde Dich einfach damit ab, dass Du eines der „Spuckkinder" hast, die immer einen Teil ihrer Mahlzeit wieder hergeben.

Fieber

Erhöhte Temperatur und auch einmal Fieber kommt bei Babys öfter einmal vor. Dies muss nicht automatisch ein Zeichen einer schweren Erkrankung sein. Mach' zunächst kalte Wadenwickel, um die Temperatur zu senken. In den meisten Fällen lässt es sich senken. Bleibt das Fieber bestehen, kann homöopathisch eingegriffen werden. Natürlich ist eine Absprache mit dem Arzt bei länger anhaltendem Fieber ein MUSS. Grundsätzlich ist er einzuschalten, wenn die Temperatur 38,5°C überschreitet und sich nicht senken lässt.

Pseudo Krupp

Hierbei handelt es sich um eine Entzündung und Schwellung der Schleimhäute im Bereich des Kehlkopfes sowie der Stimmbänder. Aufgrund der stark verengten Atemwege kommt es zu einer so starken Atemnot, dass daraus ein starker Hustenanfall resultiert. Das entscheidende Symptom ist die Beschwerdefreiheit am Tag und die schweren Hustenanfälle in der Nacht. RUHE BEWAHREN und einen Kinderarzt anrufen, der sich dieser Symptomatik annehmen kann. Bei extremen Erstickungsanfällen **112** anrufen und anmerken, dass ein Kinderarzt benötigt wird.

Erstickungsgefahr

Wie erkenne ich es?
Würgen des Kindes mit Schnappen nach Luft, Blauanlaufen.

Wie behandeln?
Nimm das Kind auf, lege es mit dem Gesicht nach unten auf deinen Schoß und klopfe ihm angemessen kräftig auf den Rücken. Bei verschluckten Gegenständen kann der Heimlichgriff eingesetzt werden. Ältere Kinder werden zum weiteren Würgen und Husten animiert.

Wie soll ich mich verhalten?
Auf jeden Fall zum Arzt. So schnell wie möglich. In diesem Fall ist auch das Rufen des Notarztes / Rettungswagens eine sehr gute Entscheidung. **Notrufnummer: 112**

Kontaktdermatitis

Sie tritt auf, wenn das Kind beim Spielen mit dem entsprechenden Allergen in Berührung gekommen ist. Hierbei kann es beispielsweise um feinen Sand in der Sandkiste oder aber bestimmte Teppichmaterialien handeln. Dennoch sollte sie von der Neurodermitis differenziert werden. Für gewöhnlich genügt es, die auslösenden Materialien zu meiden. Ist dies nicht möglich, sollte mit dem Kinderarzt zusammen über einen passenden Hautschutz nachgedacht werden.

Nabelbruch

Er ist schwer zu erkennen und zeigt sich oftmals lediglich durch eine kleine Beule, die beim Lachen, Husten oder Schreien durch die Bauchdecke nach oben drückt. Nicht immer ist ein operativer Eingriff notwendig, da sich die Muskeln der Bauchdecke, die normalerweise dafür sorgen, dass das Bindegewebe nicht durch die Muskeln der Bauchdecke wandert, im Laufe der Zeit stärker werden. Dennoch sollte vom Arzt abgeklärt werden, ob behandelt werden muss oder nicht.

Neurodermitis

Unter Neurodermitis sind gerötete, juckende Hautirritationen zu verstehen, die unterschiedliche Auslöser haben können. Die Neurodermitis muss von der Kontaktdermatitis abgegrenzt werden. Bei Neurodermitis-Patienten kommt es meist zu Veränderungen des Hautmillieus. Zudem sind die Beschwerden dauerhaft. Eine langfristige Behandlung ist angeraten.

Verstopfung

Wie erkenne ich es?
Das Kind hat sichtbare Bauchschmerzen. Es kommt nicht mehr zum Stuhlabsatz.

Wie behandeln?
Bei Neugeborenen und Kleinkindern ist zunächst eine Bauchmassage angesagt. Sie wirkt sanft, aber tiefgründig. Zudem ist eine leicht erhöhte Flüssigkeitszufuhr von Nöten, um den gelösten Kot zur Ausscheidung zu bringen.

Zahnschmerzen

Wie erkenne ich es?
Gerade Babys im ersten Lebensjahr zeigen ihre Zahnschmerzen, indem sie wirklich alles in den Mund stecken und darauf herum beißen.

Wie behandeln?
Es gibt die so genannten Zahnungsringe, die im Kühlschrank / Eisfach gekühlt werden können. Das Baby wird sehr gerne die kühlen Ringe in den Mund nehmen und sie anbeißen. Zudem können sie leicht gereinigt werden.

Wie soll ich mich verhalten?
Oftmals sind die Beißringe nicht ausreichend. Die Hebamme kennt verschiedene homöopathische Mittel, die beim Zahnen helfen. Frag' sie ruhig.

Meningitis

Bei einer Meningitis verschlechtert sich der Allgemeinzustand des Kindes rapide. Starke Kopfschmerzen, Nackensteifigkeit, hohes Fieber, Muskelverspannungen und Erbrechen sind die sich zeigenden Anzeichen. Das Aufsuchen eines Arztes, beim konkreten Verdacht die Fahrt ins Kinderkrankenhaus sind unumgänglich. Bei Bedarf sogar mit dem Rettungswagen!

Hand-Fuß-Mund-Krankheit

Es handelt sich hierbei um einen Ausschlag mit kleinen Bläschen, die sich sowohl an den Händen, Füßen, aber auch am Mund bzw. im Gesicht befinden. Die Viren werden gewissermaßen überall verteilt. Daher können sie sich auch an anderen Körperteilen finden. Da besonders die Flüssigkeit dieser Bläschen hoch ansteckend ist, sollte die Behandlung darauf abzielen, diese auszutrocknen. „Hermalopen", eine Salbe aus Melissenextrakt, ist hierzu bestens geeignet. Sie trocknet aus und geht zugleich gegen die Viren vor, die diese Erkrankung auslösen. Sie wird extrem dünn aufgetragen, sodass sie bei Babys auch bereits problemlos eingesetzt werden kann.

Die so genannten Kinderkrankheiten

Die klassischen Kinderkrankheiten stehen rein theoretisch für jedes Kind auf dem Plan. Da jedoch sehr viele Kinder heute schon im frühesten Kindesalter geimpft werden, erkranken heute nur noch die wenigsten Kinder an diesen Erkrankungen. Das ist auf der einen Seite sehr beruhigend. Auf der anderen Seite jedoch muss gesagt werden, dass der biologische Zweck der Kinderkrankheiten wieder darin liegt, das Immunsystem herauszufordern und zu stärken. Ja, es ist richtig, dass sie teilweise sehr heftig verlaufen können und dass sie sehr pflegeintensiv sind. Auch können sie durchaus 14 Tage in der hoch akuten Phase anhalten. Ein Zeitraum, der gerade für berufstätige Eltern nur schwer zu bewältigen ist. Auch die Tatsache, dass man sich ja zur Pflege des Kindes krankschreiben lassen kann, hilft nicht unbedingt weiter. Dennoch sind sie genau genommen ein wichtiger Schritt hin zu einer stabilen Gesundheit, auch wenn dies natürlich kontrovers diskutiert wird. Sowohl unter den Eltern, den Hebammen als auch den Ärzten selber. Die folgende Aufzählung enthält die klassischen Kinderkrankheiten und gibt auch an, ob sie meldepflichtig sind.

- Drei-Tage-Fieber
- Eiterflechte / Grindflechte / Impetigo
- Keuchhusten: meldepflichtig
- Masern: meldepflichtig
- Mumps: meldepflichtig
- Pneumokokken-Erkrankung
- Ringelröteln
- Röteln
- Scharlach: meldepflichtig
- Windpocken: meldepflichtig

Sowohl Ärzte als auch Gemeinschaftseinrichtungen, als die Kita, die Krippe, die Tagesmutter und zuletzt auch die Schule unterliegen dieser Meldepflicht. Wer einen guten Kinderarzt / Hausarzt hat, wird es seinem Kind, aber auch den anderen Patienten der Praxis ersparen können, dort ins Wartezimmer gehen zu müssen. Denn ein guter Arzt kommt in so einem Fall ganz bestimmt zu einem Hausbesuch.

Impfen pro und contra

Das Impfen ist ein heikles Thema, das sehr kontrovers diskutiert wird und werden wird. Du hast diese öffentliche Diskussion vielleicht schon verfolgt und Dir Deine eigene Meinung darüber gemacht. Dennoch sollen noch einmal die Vor- und Nachteile angerissen werden. Um sich ausführlich über das Thema zu informieren, bedarf es weiterer Literatur, die für Befürworter wie für Gegner in großer Zahl vorhanden ist.

Unterschiedliche Impfungen werden von den Gesundheitsorganisationen und der Impfkommission empfohlen. Bisher ist die Impfung gegen Masern die einzige, die ab März 2020 als Pflichtimpfung auf den Weg gebracht wurde. Allerdings ist davon auszugehen, dass noch weitere Pflichtimpfungen folgen werden, denn für Masern etwa gibt es zur Zeit keine zugelassenen Einzelimpfstoffe in Deutschland. Somit ist mindestens die Dreifach-Impfung MMR (Masern-Mumps-Röteln) als Pflicht anzusehen. Eine Impfempfehlung wird für die folgenden Krankheiten ausgesprochen (Alter 0 – 12 Jahre):

- Diphterie
- FSME (Frühsommer-Meningoenzephalitis)
- Grippe (Influenza)
- Hepatitis B
- Hib (Haemophilus influenzae B)
- HPV (Humane Papillomaviren)
- Keuchhusten (Pertussis)
- Masern
- Meningokokken
- Mumps
- Pneumokokken
- Polio (Kinderlähmung)

- Rotaviren
- Röteln
- Tetanus (Wundstarrkrampf)
- Windpocken (Varizellen)
- Kombinationsimpfstoffe

Mit Ausnahme der Masern, sowie Mumps und Röteln aufgrund des Kombinationsimpfstoffes, gibt es bisher nur Impfempfehlungen. Ihr als Eltern entscheidet also, ob das Kind geimpft werden soll oder nicht.

Es ist schwierig, über Impfen im Allgemeinen zu diskutieren, da sich jede der oben genannten Krankheiten anders darstellt, anders verläuft und andere Folgen haben kann. Alleine die Tatsache, dass es sich bei vielen von ihnen um ansteckende Krankheiten handelt, die über Tröpfcheninfektionen verbreitet werden, ist noch keine Begründung für das Impfen. Die Angst vor Nadeln ist aber auch kein Grund dagegen. Die Diskussion um dieses Thema ist sehr emotional geladen. Denn wir leben in einer Welt, in der wir uns nicht mit Krankheiten auseinandersetzen WOLLEN. Zudem gibt es uns die Arbeitswelt vor zu funktionieren, um so wenig Fehltage wie möglich zu produzieren. Da Eltern kranker Kinder sich für deren Pflege krankschreiben lassen können, sind einige dieser Krankheiten aufgrund ihres langen Krankheitsverlaufes natürlich nicht gerne gesehen. Auch wenn sie noch so einen positiven Effekt auf das kindliche Immunsystem mit sich bringen. Es wird die fehlende Arbeitszeit der Eltern gesehen, nicht die Erkrankung des Kindes. Dies ist oftmals der Grund, warum Eltern impfen lassen – sie wollen, dass ihr Kind funktioniert, damit sie auf ihrer Position innerhalb der Gesellschaft funktionieren. Ja, richtig – das hört sich blöd an und ist es auch! Deshalb ist es vielleicht sinnvoll, sich nicht an seinem Arbeitgeber hinsichtlich dieser Entscheidung zu orientieren, sondern an den tatsächlichen Vor- und Nachteilen, die eine Impfung mit sich bringt.

Vorteile einer Impfung

- Der Geimpfte erhält einen sicheren Schutz gegen die betreffende Krankheit.
- Sollte es trotz einer Impfung zu einem Ausbruch der Krankheit kommen, ist mit einem milden Verlauf zu rechnen. Trotz besseren Wissens wird dieses Argument von Impfbefürwortern immer noch verwendet.
- Herdenschutz / Gemeinschaftsschutz: Nicht jeder Mensch kann geimpft werden. Hierfür kann es unterschiedliche, medizinische Indikationen geben. Ist der Gemeinschaftsschutz aufgrund einer hohen Impfrate gegeben, sind auch diese Personen weitestgehend vor einer Infektion geschützt.
- Durch den Herdenschutz kann es möglich sein, dass die Krankheit vollständig ausgerottet wird.
- Impfen wird als Prophylaxe und somit kostengünstige Variante angesehen, sich den genannten Krankheiten zu stellen. Das Pflegen und Betreuen einer erkrankten Person wird als kostenintensiv betrachtet und ist somit nicht vom Gesundheitssystem erwünscht.

Nachteile einer Impfung

- Die meisten Impfungen müssen in Deutschland mittels eines Kombinationspräparates vorgenommen werden. Einzelimpfstoffe sind mittlerweile in Deutschland nicht mehr zugelassen. Damit wird den Eltern die Option genommen, sich für die eine Impfung, aber gegen eine andere zu entscheiden, wenn diese in einem Kombinationspräparat zusammengefasst wurden.
- Jedes Impfserum, ob nun Einzelpräparat oder Kombi-Präparat, ist ein verschreibungspflichtiges Medikament. Als solches hat es sowohl eine Hauptfunktion, leider aber auch Nebenwirkungen. Diese jedoch werden bei fast jeder Impfberatung unter den Tisch gekehrt. Man wird also lediglich gegen die gewünschte Wirkung des Präparats aufgeklärt, hinsichtlich eventueller Nebenwirkungen jedoch vollkommen im Dunkeln gelassen. Somit ist man gezwungen, sich diese Informationen auf anderem Wege zu beschaffen, möchte man die Situation von allen Seiten betrachten. Es sollte an dieser Stelle erwähnt werden, dass kaum ein Patient den Beipackzettel des Präparates zu sehen bekommt. Sie sind teilweise im Internet zu finden. Andere müssten beim Arzt eingefordert werden.
- Jede Impfung führt zu einer Reaktion des Körpers. Dies kann mit einer Rötung der betroffenen Stelle beginnen, über Juckreiz bis hin zu einem hohen Fieber und Krampfanfälle gehen. Kommt es tatsächlich zu schwerwiegenden Reaktionen, wird der Patient selbstverständlich bestmöglich behandelt. Eine Verantwortung für diese Reaktion wird jedoch sowohl von den Ärzten als auch dem Hersteller abgelehnt.

- Bei einigen Impfungen, etwa bei der Masernimpfung oder auch der Grippeimpfung, kann es zu einem Ausbruch der Krankheit direkt nach der Impfung kommen. Grundsätzlich wird gesagt, dass der Verlauf abgeschwächt und milde auftritt. Dies ist jedoch nicht immer der Fall. Das Gegenteil wurde ebenfalls schon oft festgestellt. Dies gilt insbesondere für die Grippeimpfung.
- Impfungen können zur Schädigung des Nervensystems führen, was zu dauerhaften Problemen führen kann. Auch Wesensveränderungen wurden häufig festgestellt. Ein Argument, das von den Impfbefürwortern immer wieder als nichtig und nicht belegt ad acta gelegt wird.
- Jede Impfung ist ein Eingriff in einen funktionierenden Organismus. Beim Impfen von Säuglingen muss zudem bedacht werden, dass ihr Immunsystem noch nicht ansatzweise aufgebaut wurde. Dafür benötigt es Zeit. In diesen natürlichen Vorgang mit diversen Mehrfachimpfungen einzugreifen, bedeutet, den natürlichen Prozess zu stören oder gar vollständig zu unterbrechen. Allergien und Infektanfälligkeiten können die Folge sein.
- Das Gemeinwohl wird über das individuelle Wohl gestellt.

Fazit:

Es ist nicht einfach diese Entscheidung zu fällen, zumal der aktuelle Gesetzesentwurf vorsieht, dass ab März 2020 alle Kinder, die von einer Tagesmutter oder einer Gemeinschaftseinrichtung betreut werden (also Kita oder Schule / Hort), einen Impfschutz gegen Masern nachweisen müssen. Besteht dieser nicht, begehen die Eltern eine

Ordnungswidrigkeit, die mit einem Bußgeld von bis zu EURO 2.500 belegt werden kann. Dennoch sollte man sich ganz genau überlegen, ob man dieser Aufforderung nachkommen möchte. Die Nachteile sind nicht von der Hand zu weisen. Zudem möchten nicht alle Eltern die Verantwortung für ihr Kind in die Hände der Ärzte legen.
Solltet Ihr Euch gegen Impfungen entscheiden, macht Euch auf viel Gegenwind und Unverständnis / Intoleranz gefasst. In der heutigen Gesellschaft ist es üblich, die Verantwortung für seine Gesundheit in die Hände der Ärzte zu legen. Menschen, die die Verantwortung über ihr Leben, ihre Gesundheit selber übernehmen möchten, werden seltsamerweise für verantwortungslos gehalten. Hitzige Diskussionen und Beschimpfungen sind das Geringste. Mach' Dir nichts daraus, wenn ein Arzt damit droht, Euch bei einer Entscheidung gegen das Impfen aus seiner Praxis zu schmeißen. Es gibt immer noch ausreichend Ärzte, die die Impfsituation ebenfalls kritisch sehen. Dort seid Ihr herzlich willkommen. Schlimm wird es, wenn andere Kinder nicht mit den Deinen spielen dürfen, weil sie nicht geimpft sind. Ja, es wird mit der Angst der Menschen gespielt, sodass es vielen nicht möglich ist, eine objektive Entscheidung zu treffen. Und Artikel wie dieser können lediglich eine Hilfestellung sein.

Die Entscheidung will gut überlegt sein. Eine intensive Auseinandersetzung ist unablässig. Natürlich wird es, egal wie die Entscheidung ausfällt, immer wieder Momente geben, in denen man denkt, dass man vielleicht die falsche Entscheidung getroffen hätte. Aber dies trifft ja für vieles zu, was man im Leben zu entscheiden hat, nicht wahr?

Der Umgang mit Deinem Baby – worauf musst Du achten?

In den ersten Tagen ist es wichtig, dass Du Dich mit dem Stillen auseinandersetzt. Da es einige Tage dauern wird, bis die Milch endgültig einschießt, muss das Baby eventuell mit lauwarmem Tee hingehalten werden. Die Flüssigkeitsaufnahme ist wichtig, damit das Kindspech, also der erste Stuhlgang, abgehen kann. Viele Babys werden mit langen Fingernägeln geboren. Damit es sich nicht selber das Gesicht zerkratzt, sollte es Fausthandschuhe anbekommen – auch im Sommer. Es kann vorkommen, dass das Kind kurz nach der Geburt eine starke Schorfbildung durchläuft. Diese kann sehr stark sein, sodass Du versucht bist, ihn zu entfernen. Doch Vorsicht – meist sitzt er ziemlich fest, sodass ein Abkratzen zu blutigen Rissen in der Haut führen kann. Auch das Einreiben mit Öl hilft nicht wirklich. Also lasst es besser gleich bleiben!

Über das richtige Halten und Tragen werden wir noch sprechen. Dies gilt auch für die perfekte Raumtemperatur.

Das Wickeln und Anziehen des Kindes habt Ihr ja hoffentlich im Vorbereitungskurs gelernt. Ja, mit dem lebenden Exemplar ist es ein wenig schwieriger, schließlich bewegt sich das Kind gerne und hoffentlich auch viel. Aber dafür benötigt es nur ein wenig Übung, damit es wie von allein funktioniert.

Nachsorgehebamme – ein Recht darauf!

Wie Du vermutlich durch die Betreuung durch die Hebamme während der Schwangerschaft bereits weißt, haben Mutter und Kind sowie die dazugehörige Familie innerhalb der ersten zehn Tage nach der Geburt bzw. nach der Rückkehr aus dem Krankenhaus nach Hause das Recht, sich von einer Hebamme betreuen zu lassen. Die Krankenkasse übernimmt hierfür die Kosten. Sollten medizinische Indikationen dazu führen, dass eine Verlängerung dieser Betreuung notwendig ist, sollte ein Attest des Gynäkologen bzw. der Hebamme ausreichen, damit diese durchgeführt werden kann.

Auch wenn der Anspruch auf diese Betreuung besteht, kannst Du selbst entscheiden, ob Du in der Obhut der Hebamme bleiben möchtest oder nicht. Die Hebamme schaut sowohl nach Dir als auch nach Deinem Kind.

Richtiges Tragen und Halten

Das Hochheben und Halten Deines Babys ist das Wichtigste, was Du für den Anfang können musst. Wie willst Du es sonst auf den Arm nehmen? Zunächst die gute Nachricht: Du kannst Dein Baby nicht kaputt machen, solange Du achtsam bist. Denn Eines solltest Du Dir immer vor Augen halten: Babys lieben Berührungen. Und sie sind nicht so zerbrechlich, wie sie wirken. Mit einer Ausnahme: Da der Kopf bei der Geburt im Vergleich zum restlichen Körper sehr groß ist, kann das Baby ihn noch nicht alleine aufrecht halten. Die Muskulatur hierfür wird sich aber innerhalb der nächsten Wochen von alleine bilden.

Das Hochheben und Halten ist sehr wichtig für das Baby. Mit diesen eigentlich gewöhnlichen Bewegungen wird die motorische Entwicklung des Kindes in Gang gebracht. Dafür muss die Halteposition natürlich immer wieder verändert werden.

Das erste Hochheben ist eigentlich ganz einfach und automatisiert sich schnell. Greife mit beiden Händen vorsichtig unter die Arme Deines Babys. Mit jeweils einem Finger wird der Kopf abgestützt. Nun wird es leicht auf die Seite gerollt und aus dieser Position hochgehoben. Jetzt kannst Du dir das Kind in den Arm legen. Es wird leicht an den Körper gedrückt. Auf diese Weise hältst Du das Kind nicht nur, sondern kannst es bequem wiegen und trotzdem eine Hand frei haben, etwa um einen Tee zu trinken oder etwas in den Schrank zu räumen. Du wirst sehen, wie schnell diese kleinen Handgriffe für Dich zur Routine werden. Nach einigen Tagen wirst Du sie schon wie im Schlaf anwenden.

Eine andere Option, das Kind bequem zu halten, ist das Anlehnen an Deine Schulter. Viele Babys lieben es, gerade nach dem Stillen an der Schulter von Mutter oder Vater zu ruhen. Auch diese Position ist für beide sehr bequem, egal ob Du sitzt, stehst oder gehst. Da die kleinen aber leider oftmals ein wenig vor sich hin sabbern, ist es von Vorteil, sich ein Moltontuch über die Schulter zu legen. Durchgesabberte T-Shirts sind weder für Deinen Mann attraktiv noch tragen sie sich sehr gut. Kauf' am besten gleich ein, wenn nicht gar zwei 10er-Packs davon. Es ist besser, Du hast einige zu viel als zu wenig im Hause.

Hast Du schon einmal von der Fliegerposition gehört? Du wirst sie genauso lieben wie Dein Kind. Das Kind wird auf Deinen Unterarm gelegt, sodass sich sein Kopf auf Deinem Handballen bzw. Deiner Hand befindet. Diese Position ist sehr angenehm. Gerne wird sie eingesetzt, wenn das Kind Blähungen hat. Der leichte Druck auf den Bauch massiert die gesamte Bauchregion, was die Blähungen entweder auflöst oder sie in Richtung Enddarm schiebt, wo sie endlich entweichen können. Doch auch sonst erweist sie sich für alle Beteiligten als angenehm und praktisch.

Tragehilfen

Nicht immer möchte man den Kinderwagen mitnehmen, wenn man unterwegs ist. Allerdings sollte man sich bei den Neugeborenen darüber im Klaren sein, dass es drei Alternativen gibt, um das Baby korrekt zu tragen: Das Tragetuch, den Tragesitz (beispielsweise den Baby Björn) und den Tragesack.

- Das Tragetuch wird von vielen Müttern heiß und innig geliebt. Es ist eine circa 5 Meter lange Stoffbahn, die in den unterschiedlichsten Farbschattierungen und Mustern erhältlich ist. Das Tragetuch wird in einer besonderen Technik gebunden, die Du normalerweise bei der Hebamme lernen kannst. Bereits die Neugeborenen können im Tragetuch vollkommen sicher getragen werden.
- Der Tragesitz ist die andere Alternative. Verschiedene Hersteller bieten ihre Modelle an, die zum Teil auf dem Rücken, zum Teil auf dem Bauch des Tragenden befestigt werden. Grundsätzlich kann das Kind entweder auf die Brust des Trägers oder in Richtung des Weges schauen. Auch hier ist es wichtig, den Kopf des Neugeborenen optimal zu stützen. Um einen Tragesitz für Neugeborene nutzen zu können, sollte ein neueres Modell ausgewählt werden.
- Der Tragesack: Ja, er sieht tatsächlich sackähnlich und damit ein wenig unschön aus. Aber es geht ja nicht um Schönheit. In dem so genannten „Snugli“

sitzt das Kind im Innensack in einer Spreiz-Anhock-Haltung. Selbstverständlich ist garantiert, dass bei den Neugeborenen das Köpfchen gestützt wird. Während der Wochenbettbetreuung sollte die Hebamme den korrekten Sitz von Tragesack und Baby überprüfen. Sicher ist sicher!

Hinsichtlich der Tragehilfe solltest Du darauf achten, dass sie möglichst aus natürlichen Materialien ist. Babys lieben es, überall dran zu nuckeln. Das ist ein Reflex, den sie nicht wirklich ausschalten können. Beim Kauf ist daher auf das Siegel „Ökotex 100" oder „Naturtextil" zu achten. Im Zweifelsfall kann ein entsprechendes Tuch über den Rand der Tragehilfe gelegt werden. Natürlich eines aus Ökobaumwolle.

Risiko „Plötzlicher Kindstod" vermeiden

Du kannst Einiges tun, um dieses Risiko zu mindern. Ob es jemals vollständig ausgemerzt werden kann, ist fraglich, da nicht alle Ursachen für den plötzlichen Kindstod bekannt sind.

- Nutzt einen Schlafsack anstelle einer Bettdecke. So kann sich das Baby die Decke nicht über den Kopf ziehen und ist permanent gleichmäßig zugedeckt. Die Größe sollte dem Alter bzw. der Größe des Kindes angepasst sein. Daher sind im ersten Jahr mehrere Modelle notwendig. Auch ein Pucksack leistet gute Dienste.
- Ein kühler Schlafplatz ist wichtig, um das Kind auch des Nachts nicht zu überhitzen.

- Das Kind sollte bis zum Ende des ersten Lebensjahres im elterlichen Schlafzimmer schlafen – entweder in einer „Schlafbucht", die an das Bett der Mutter angehängt wird oder im eigenen Bett in Reichweite der Eltern. So wird das Abdriften in zu lange Tiefschlafphasen vermieden.
- Die Matratze wie auch das gesamte Bettzeug müssen atmungsaktiv sein.
- Lammfelle, Nestchen und Kuscheltiere sollten in der Schlafphase aus dem Bett geräumt werden. Das Lieblingskuscheltier darf natürlich bleiben, sollte aber klein gehalten werden.
- Es versteht sich von selbst, dass es keine spitzen Ecken, scharfen Kanten oder Ähnliches am Schlafplatz des Kindes geben darf.
- Das Baby sollte zum Schlafen auf den Rücken gelegt werden. Zum Einen nehmen sie mehr wahr, zum Anderen trainieren sie auf diese Weise die Motorik inklusive Hals-, Nacken- und Schultermuskulatur durch das Drehen des Kopfes.
- Wo ein Baby ist, sollte niemals geraucht werden. Und schon gar nicht im Schlafzimmer.
- Im ersten Lebensjahr benötigt das Baby kein Kopfkissen!
- Stillen beugt dem plötzlichen Kindstod vor. Je länger das Kind also gestillt werden kann, desto besser.

Die optimale Raumtemperatur

Die Raumtemperatur ist bei uns Erwachsenen immer eine Frage der inneren Einstellung. Deshalb ist es für uns auch recht schwierig, uns in ein Neugeborenes hinein zu versetzen. Natürlich möchte niemand, dass dem Kind zu warm oder zu kalt ist. Daher ist es eine Frage der Beobachtung, bei welcher Temperatur sich die Raumtemperatur für das Schlafen, aber auch für die Spielzeit einpendeln wird. Sowohl Dein Mann als auch Du selbst, Ihr müsst beide ein waches Auge auf die Reaktionen des Babys haben, damit Ihr die für Euch beste Raumtemperatur findet. Man darf natürlich nicht vergessen, dass auch bei den Kleinsten die Individualität den Ausschlag gibt.

Selbstverständlich gibt es aber Empfehlungen von den Fachleuten. So wird während der Schlafphasen eine Raumtemperatur von 16° bis 18° C empfohlen. Wird gespielt, darf die Temperatur gerne um 2° C auf 20° C ansteigen.

Auch die Luftfeuchtigkeit sollte überprüft werden. Zum Einen hat sie Einfluss auf die Temperatur, zum Anderen kann eine zu feuchte oder aber auch eine zu trockene Luft Auslöser für die eine oder andere Atemwegs- oder Hauterkrankung wird. Optimal wäre ein Feuchtigkeitsanteil von 50 - 60 % in der Raumluft. Höhere Feuchtigkeit kann zu Schimmelbildung und der Vermehrung von Hausstaubmilben führen. Sie sollte aber dennoch nicht unter 50 % absinken. In diesem Fall kann mit Verdunstungsschalen, Luftbefeuchtern, oder auch, ganz simpel, mit feuchten Tüchern über der Stuhllehne oder der Heizung gearbeitet werden. Aber vorsichtig, bitte schön. Werden zu viele Tücher ausgelegt, kann es schnell zu feucht werden. Sicherlich können auch Zimmerpflanzen zur Befeuchtung der Luft dienen. Es sollten solche gewählt werden, die weder giftig noch stark duftend sind. Ist die optimale Luftfeuchtigkeit erreicht, senkt sich die Gefahr, dass sich das Baby erkältet, da die Schleimhäute der Atemwege feucht genug gehalten werden können, um Krankheitserreger und Staub abzuwehren.

Es versteht sich von selbst, dass auch in diesem Raum regelmäßig gelüftet werden muss. Dabei empfiehlt sich die Stoßlüftung. Mehrmals täglich für fünf bis zehn Minuten Lüften kann die Krankheitserreger um Einiges dezimieren. Ein weiterer Vorteil des regelmäßigen Lüftens ist das Munter-Werden des Kindes. Muntere Kinder wollen sich bewegen. Das ist von Anfang an wichtig. Nicht nur, dass Kinder, die sich ausreichend bewegen, sich besser entwickeln und stärkere Abwehrkräfte aufweisen, auch die Gehirnverbindungen entwickeln sich besser.

Trotz eines optimalen Raumklimas und der perfekten Raumtemperatur sollte man niemals in Versuchung geraten, das Baby zu warm anzuziehen. Aus diesem Grunde sollte das Neugeborene besser in einem Schlafsack oder einem Pucksack schlafen. In wirklich heißen Sommern kann es sogar passieren, dass die Windel als Schlafbekleidung vollkommen ausreicht. Die kühle Schlafausstattung dient unter anderem dazu, den plötzlichen Kindstod zu vermeiden. Sicherlich ist er damit nicht zu 100 % eliminiert, aber eine Komponente ist zumindest bereits ausgeschaltet.

Um die Körpertemperatur des Kindes zu überprüfen, solltest Du ihm zwischen die Schulterblätter fassen. Nase, Finger, Füße und die Gesichtshaut sind leider keine große Hilfe. In den ersten Wochen sind diese noch relativ schlecht durchblutet und damit sehr oft kalt und vielleicht sogar ein wenig feucht. Ist das Kind zwischen den Schulterblättern warm, aber nicht verschwitzt, ist seine Temperatur zufriedenstellend.

Dass in Zimmern, in denen Kinder schlafen, nicht geraucht wird, versteht sich von selbst, nicht wahr? Allgemein sollten die Raucher ab sofort vielleicht besser auf die Terrasse oder anderweitig vor der Tür ihren Gelüsten nachkommen.

Das Haus kindersicher machen

Vielen Paaren ist es ein großes Bedürfnis, das Haus bereits vor der Geburt kindersicher gemacht zu haben. Allerdings kann an diesem Punkt beruhigt Entwarnung gegeben werden. Im ersten halben Jahr wird definitiv keine Vase umfallen und keine Steckdose erkundet werden. Aber natürlich ist es wichtig, viele Stolperfallen und gefährliche Dinge, die für uns Große selbstverständlich sind, in Sicherheit zu bringen bzw. für die Kleinen unerreichbar zu verstauen.

Am besten sollte mit dem Kinderzimmer begonnen werden. Hier wird das Kind seine ersten eigenen Fortbewegungsversuche machen. Und sobald es mobil ist, muss der Rest der Wohnung gesichert werden. Was gehört also alles dazu?

- Die Küchenschränke: Egal, was sich darin befindet – es sollte gesichert werden. Kinder, die gerade mobil werden, nutzen nicht nur alles, um sich daran hoch zu ziehen, nein, sie schaffen es auch irgendwie, alles aus den Schränken und Schubladen heraus zu holen und es genau oder auch weniger genau unter die Lupe zu nehmen. Insbesondere die Schubladen mit den scharfen Gegenständen sollten gesichert sein, damit sich niemand verletzt.
- Steckdosen sollten mit einer Kindersicherung abgedeckt werden. Diese gibt es in verschiedenen Ausführungen. Schaut einfach, welche Euch am besten zusagen. Für Erwachsene sind sie sehr einfach zu handhaben.

- Pflanzen: Natürlich möchte man auch mit Kindern nicht auf seine geliebten Zimmerpflanzen verzichten. Doch kann es von Vorteil sein, wenn man sie zumindest für den Beginn der mobilen Phase des Kindes an höhere Standorte verbannt. Wer ausreichend Raum sein Eigen nennen kann, hat auch die Möglichkeit, ein Blumenzimmer einzurichten. Doch können sie erst einmal ungestört weiterwachsen, ohne dem kindlichen Erkundungsdrang zum Opfer zu fallen. Auch besteht zumindest bei kleineren Blumentöpfen die Option, sie mit einer Blumenampel von der Decke herabhängen zu lassen. Stehen größere Pflanzen wie Palmen und Benjaminis im Raum, so ist es von Vorteil, die Erde mit einem Abdeckgitter abzudecken, damit die Erde im Topf verbleibt. Rollenuntersätze sind zurzeit tabu.

Ihr wünscht Euch noch mehr Sicherheit? Nun vielleicht sollte man sich und dem Kind Einiges zutrauen. Man kann einfach nicht alles wegräumen oder aus dem Weg schaffen. Dies birgt allerdings die Chance, dass das Kind von klein auf lernt, Grenzen zu akzeptieren und auf seine Eltern zu hören.

Wir gehen dann mal raus

Ob nun im Sommer oder im Winter: Du wirst mit Deinem Baby auch nach draußen gehen, um den eigenen Garten und andere Spielplätze unsicher zu machen.

Für die richtige Kleidung gibt es kein Geheimrezept. Im Sommer solltest du auf jeden Fall darauf achten, dass es keinem direkten Sonnenlicht ausgesetzt ist. Meine Kleinen springen im Hochsommer nur in der Windel herum. Das genügt.

In den kälteren Monaten ab Oktober, November bis März-April ist jedoch ein wenig Vorsicht geboten. Ob dein Baby friert, siehst du meistens nicht an kalten Händen oder Füßen

– die sind meistens kalt. Achte auf die Gesichts- und Körperfarbe. Wenn diese allmählich ins Blaue übergeht, ist dies ein Zeichen für Dich. Außerdem kannst Du immer mal wieder an Stirn und Nacken fühlen, ob es sich hier abkühlt. An windigen kalten (und auch wärmeren) Tagen solltet Ihr immer eine Mütze dabeihaben, die bis über die Ohren geht, denn es kann schnell eine Mittelohrentzündung aufgrund dessen auftreten.

Hygiene für das Baby

Natürlich ist Hygiene wichtig. Doch man kann es auch übertreiben. Zudem sei es offen gesagt: Eine sterile Umgebung gibt es nicht! Um eine gesunde Darmflora aufbauen zu können, ist es sogar wichtig, dass Babys mit Bakterien in Kontakt kommen. Handelt es sich allerdings um Frühchen, so sollten tatsächlich verschärfte Hygieneregeln beachtet werden. Grundsätzlich aber sind die folgenden vollkommen ausreichend:

- Händewaschen mit Seife ist vollkommen ausreichend. Einzige Ausnahme ist das Erkranken mit einem Magen-Darm-Virus oder bei einem Krankenhausbesuch. In beiden Fällen sollte zu einem zusätzlichen Desinfektionsmittel gegriffen werden.
- Der Schnuller wird mit fließendem Wasser gereinigt. Nur stark verschmutzte Schnuller bedürfen eines Abkochens.
- Fläschchen werden am besten sofort nach Gebrauch mit heißem Wasser, Spüli und einer separaten Flaschenbürste gereinigt, damit sich gar nicht erst Getränkereste festsetzen und Bakterien bilden können.
- Bevor Leitungswasser verwendet wird, sollte man es ein wenig ablaufen lassen. So werden alle Bakterien,

die sich im Standwasser befinden könnten, weggespült.

- Kommt es nach einigen Monaten zum Brei-Füttern, sollten Brei-Gläschen immer aufgebraucht werden, damit sich keine Bakterien bilden können.
- Sobald das Kind mobil wird, ist peinlichst auf saubere Böden zu achten. Kinder dieses Alters lieben es, alles Mögliche abzulecken bzw. die Hände andauernd in den Mund zu stecken.
- Sollen die mobilen Babys sich Sand in den Mund stecken, kannst Du diesen mit Wasser ausspülen. Der Sand selber kann in geringen Mengen eigentlich keinen Schaden anrichten. Sollten sich darin jedoch Fremdstoffe befinden, könnten diese zu Krankheiten führen. Ausspülen und einen Schluck Wasser trinken lassen, ist alles, was Du hierbei tun kannst.

Baden

Alle Babys baden gerne. Falls du keine Badewanne hast und nicht jedes Mal Unmengen an Wasser verbrauchen willst, gibt es hierfür extra Baby-Badewannen, die in die Dusche oder Badewanne gestellt werden können. Mein Kleiner setzt sich ab und zu immer noch gerne in die Babywanne und lässt sich darin von mir baden. Das Wasser sollte körperwarm sein (37°C). Hierfür sollte man sich ein spezielles Badethermometer mit Babybad-Anzeige besorgen. Das Baby sollte zudem auch nicht länger als 5-10 Minuten gebadet werden. Der Kopf sollte immer gut gestützt werden. Natürlich kann auch der Kopf mit Wasser abgewaschen werden. Ein Waschlappen tut hier gute Dienste. In den ersten Wochen ist es nicht notwendig, eine Seife oder Ähnliches zu verwenden, da das erste Bad mit Seife erst stattfinden soll, wenn der Nabel abgeheilt ist. Zu häufig sollte auch nicht gebadet werden.

Denn auch die Neugeborenen-Haut verträgt nicht unendlich viel Wasser. Ein angemessenes Intervall ist hier ein bis zweimal in der Woche.

Windel wechseln

Natürlich müssen die Windeln gewechselt werden, sobald sie voll sind. Doch wie stellt man dies fest? Trinkt das Neugeborene ausreichend, sollte die Windel auf jeden Fall nach jeder Schlafphase gewechselt werden. Dabei ist es selbstverständlich, dass der gesamte Genitalbereich gut gesäubert wird. Es müssen nicht zwangsläufig Pflegetücher verwendet werden, obwohl sie sich sehr gut für Ausflüge und Ähnliches eignen. Zu Hause genügen auch ein feuchter Waschlappen und ein weiches Handtuch.

Eine Faustregel besagt zudem, dass die Windel in der Anfangszeit alle drei Stunden gewechselt werden sollte, um einem wunden Po vorzubeugen.

Schon vor der Geburt solltet Ihr Euch entscheiden, welche Windeln Ihr verwenden wollt – Einmalwindeln der bekannten Hersteller oder Stoffwindeln mit entsprechenden Überhosen? Beide haben ihre Vor- und Nachteile. Doch darüber könnte man ein weiteres, kurzes E-Book schreiben.

Kommunikation und Zuneigung

Redest Du gerne, auch wenn Dir gar keiner antwortet bzw. antworten kann? Sehr gut, denn genau das widerfährt Dir, wenn Du Dich in den ersten Monaten mit Deinem Kind unterhalten möchtest. Vielleicht kommst Du Dir am Anfang ein wenig komisch vor. Genau genommen weißt Du ja ganz genau, dass Du keine verbale Antwort erhalten wirst. Dennoch ist das Sprechen ganz wichtig, da die Babys in den ersten Wochen noch gar nicht sehen oder nur Umrisse erkennen können, ist es wichtig, dass sie die wichtigsten Stimmen in ihrem Leben ganz tief in ihrem Inneren abspeichern – damit sie sie auf gar keinen Fall wieder vergessen!

Der Grund dafür liegt auf der Hand: Die Kinder können sich ja nur mit Weinen oder anderen nicht verbalen Tönen bemerkbar machen. Sie wollen, wenn es ihnen nicht gut geht, sie eine neue Windel benötigen oder sich einfach nur einsam fühlen, so schnell wie möglich beruhigt werden. Und das funktioniert über die geliebte Stimme der Mutter oder des Vaters natürlich am besten. Im Laufe der Zeit werden sie sich noch weitere Stimmen merken. Stimmen, die definitiv zu ihrem näheren Umfeld gehören. Oma, Opa, Verwandte und Freunde die regelmäßig vorbeischauen und sich mit dem Kind beschäftigen.

Wie kann sich das Kind am besten die Stimme merken, wenn Du keine vermeintlichen Selbstgespräche führen magst? Kannst Du singen oder wenigstens summen? Ja? Gut, dann machst Du das. Sing' dem Kind sämtliche Lieder von Elton John oder Helene Fischer vor. Es ist auch vollkommen egal, ob Du die Töne richtig triffst oder auch nicht. Das Kind wird die herzliche Zuwendung bemerken, die Du ihm zuteilwerden lässt. Denn genau darum geht es ja. Und Babys haben eine fantastische Eigenschaft: Sie wissen, ob Du es ehrlich mit ihnen meinst oder nicht. Und wenn sie feststellen, dass dem so ist, werden sie auch die schrägsten Töne, die Du zustande bringst, als Liebesbeweis anerkennen. Wie viele Babys sind schon durch die weniger perfekten Gesangseinlagen ihrer Väter zum Strahlen gebracht worden.

Schau einfach, was Dir besser liegt. Mit dem Kind über die Weltpolitik „plaudern", den neuesten Tratsch aus der Gemeinde verbreiten, singen oder Dein Lieblingsbuch vorlesen – eigentlich ist es vollkommen egal, solange die verbale Ansprache gewährleistet ist. Mein ältester Sohn ist beispielsweise am besten eingeschlafen, wenn wir ihm „5 müde Mäuschen" vorgelesen haben. Dass er erst knapp 6 Monate alt war, als wir mit dem Buch begonnen haben, war egal. Er fand es einfach Klasse, wie wir an seinem stets strahlenden Gesicht leicht erkennen konnten. Sicher „die kleine Raupe Nimmersatt" mochte er ebenfalls. Und verstanden hat er beide Inhalte in diesem Alter noch nicht. Trotzdem hat er schon Unterschiede gemacht. Komisch, aber man ist ja flexibel und lernfähig.

Warum ist Sprechen so wichtig? Nun, Kinder lernen nicht nur die Menschen an der Stimme zu unterscheiden. Sie können auch feststellen, in welcher psychischen Verfassung sich dieser befindet. So werden sie ruhig, wenn sie eine ruhige Stimme hören und nervös, wenn Du auch nervös bist. Doch das Wichtigste ist eigentlich die Kombination zwischen Stimme und Berührung. Auf diese Weise kann dem Kind jederzeit gezeigt werden, dass es geliebt, beschützt, gehegt und gepflegt wird. Einem Baby, das nicht diverse Male am Tag auf den Arm genommen oder einfach nur gestreichelt wird, dem fehlt einfach etwas ganz Elementares.

Zuneigung, damit es dem Baby gut geht – kann es so einfach sein? Und die Antwort ist Ja – so einfach ist es! Du kannst bestimmt nachvollziehen, dass Berührungen und liebevolle Worte zu einer gewissen Entspannung führen, selbst in den stressigsten Momenten. Dies gilt bereits für die Kleinsten. Sie fühlen sich gut aufgehoben und behütet, wenn man sie in den Arm nimmt und mit ihnen spricht. Entspannte Babys sind relativ leicht zu handhaben. Alle notwendigen Aktionen wie Wickeln, Anziehen und Stillen lassen sich mit entspannten Babys viel besser durchführen als mit Schreienden, scheinbar gestressten oder sich unwohl Fühlenden. Deshalb nicht nur einfach wickeln und wieder in den Stubenwagen legen, sondern erst einmal das saubere, frisch riechende Baby noch eine Weile im Arm halten und leise mit ihm reden. Diese innigen Momente sind es, die sich in beide Seelen einbrennen. Sowohl in Deine als auch in die des Kindes!

Viele frisch gebackenen Eltern verstehen nicht, dass man das Kind, laut Lehrbuch, regelmäßig ablegen und in seinem Bett von Anfang an alleine schlafen bzw. ruhen lassen soll. Und sie haben Recht mit diesem Unverständnis. Denn gerade am Anfang ist es für das Kind wichtig, die körperliche Nähe der Eltern möglichst oft spüren zu können. „Bonding" wird dieser Prozess genannt, der dem Kind eine dauerhafte und tiefe Bindung zu den Eltern schaffen lässt. Aus diesem Grunde entscheiden sich gerade junge Mütter, und natürlich auch Väter, für das Tragen des Kindes im Babytragetuch oder dem „Baby Björn", einer Tragetasche, die auf dem Bauch getragen wird. Keine Angst, dem Baby kann darin nichts passieren, wenn es gut angepasst ist. Wieder sind es die Hebammen, die an diesem Punkt helfen können. Sie kennen all die Tragehilfen, sodass sie gerne beim korrekten Anpassen der Tragetaschen helfen bzw. das Binden des Tragetuches vermitteln. Denn ganz so einfach wie es aussieht, ist es am Anfang überhaupt nicht. Weder für die Mütter noch für die Väter.

Fingernägel und Fußnägel schneiden/ stutzen

Die ersten Fingernägel des Kindes sind direkt nach der Geburt extrem weich und können nicht geschnitten werden. Es ist ausreichend, wenn sie vorsichtig mit dem eigenen Fingernagel eingeritzt und abgezogen werden. Nach kurzer Zeit werden sie härter, sodass Du sie vorsichtig mit einer Baby-Nagelschere schneiden kannst. Viele Kinder mögen dieses Prozedere nicht. Sei also vorsichtig, denn auch mit der Baby-Nagelschere kann man das Kind verletzen.

Tipp:

Meine Kids mochten/mögen das Nägelschneiden bis heute nicht. Daher habe ich herausgefunden, dass Babys nach 15 Minuten Schlafen in die tiefste Phase des Schlafes übergehen. Nutze diese Zeit für das Nägelschneiden. Bei mir hat es super geklappt und die Kleinen sind auch nie aufgewacht und die spitzen Klauen waren wieder gestutzt.

Umgang mit Mehrlingen

Hab' keine Angst, dass Du etwas falsch machen könntest, nur weil es jetzt mehrere Säuglinge sind. Eigentlich läuft alles genauso, als hättest Du nur Eines. Allerdings gibt es einen Wermutstropfen: Hast Du das erste Kind gewickelt, gefüttert, gebadet und zum Schlafen gebracht, kommt das Zweite dran und dann das Dritte und so weiter. Und wenn Du fertig bist, hast Du vielleicht ein paar Minuten Zeit, um einen Tee zu trinken. Tja, und dann geht es schon wieder von vorne los. Vielleicht schaut es in den ersten Tagen oder Wochen genauso bei Dir aus. Aber hey: Das spielt sich schon ein. Also gib' Dir selbst ein wenig Zeit, um alles in den Griff zu bekommen. Vielleicht hilft es Dir ja, wenn Du Buch führst. Eine Liste für das Füttern, eine für das Wickeln und so weiter. Du weißt am besten, was Du diesbezüglich am Besten verwenden kannst.

Das Baden eines Neugeborenen ist am Anfang niemals so ganz einfach. Ein klein wenig Geschick gehört halt dazu. Daher solltest Du Deine kleine Truppe tatsächlich einzeln „abarbeiten".
Du würdest es Dir nie verzeihen, wenn Du eines der Kinder fallen lässt, nur weil Du nicht zwei Mal den Weg ins Kinderzimmer gehen möchtest. Eine Sache gibt es aber, die Ihr alle zusammen machen könnt: KUSCHELN! Und das könnt und sollt Ihr gerade in der Anfangszeit so oft Ihr könnt. Und genießt es!

Wenn Du Kontakte zu anderen Müttern suchst, sei gewarnt! Die meisten Mütter haben nämlich nur ein Kind zu versorgen. Damit sind sie entweder tiefenentspannt und oftmals auch unterfordert oder sie helikoptern schon so kurz nach der Geburt und versuchen auf eine hysterische Weise perfekt zu sein. Was auch immer das heißen mag. Leider können sie Dich als Mehrlingsmutter überhaupt nicht verstehen. Sie wundern sich, warum Du nicht jeden Schnuller anwärmst, bevor Du ihn dem Kind anbietest. Auch verstehen sie überhaupt nicht, warum Du keine selbstgebackenen Kekse zu Euren Treffen mitbringst. Nur andere Mehrlingsmütter können Dich verstehen. Vielleicht kennt die Hebamme ja andere Mehrlingsmütter mit Neugeborenen. Sicher werden die Treffen immer ein wenig hektisch, da garantiert einer von ihnen weint. Aber das seid Ihr ja schon gewohnt.

Wusstest Du, dass man als Mehrlingsmutter niemals ausreichend Feuchttücher im Haus hat? Egal, welches Pflegemittel, welche Windeln, welches Milchpulver, welcher Brei – Du kannst niemals genug Vorräte von Allem haben. Sorge rechtzeitig vor der Geburt bereits vor, damit Du Dein bisschen Freizeit nicht mit Großeinkäufen verbringen musst. Und einige Einkäufe kann Dir ja bestimmt Dein Mann abnehmen, nicht wahr?

Nur mit den Kindern zusammen! Es ist wichtig, dass auch Du ein wenig Zeit an der frischen Luft verbringen kannst. Also zieh' die Kleinen an, ab in die Karre mit ihnen und schon geht es mit Euch in den Park. Und nun folgt Dein Highlight des Tages. Viele Menschen werden in den Kinderwagen schauen. Eine blöde Angewohnheit. Aber noch lieber entdecken sie darin Zwillinge / Mehrlinge. Die begeisterten Ausrufe der Damen und Herren sind das größte Lob für Dich. Sauge es auf und lass es wirken.

Vergiss nicht, den Fotoapparat stets bereit zu haben. Jede Mutter liebt es ihr Kind zu fotografieren. Aber bei Mehrlingen vergisst man mal das Eine, mal das Andere. Also immer schön fotografieren, damit auch wirklich alle aufs Foto kommen.

Auch wenn es sich unfreundlich anhört, gerade wenn Mehrlinge geboren wurden, hat die Mutter alles Andere zu tun, als sich mit den Freundinnen im Wohnzimmer auf einen Kaffee zu treffen. Ist allerdings gerade eine Oma frei, die in dieser Zeit auf die Kinder aufpassen kann, steht dem Kaffeeklatsch ja Nichts im Wege. Bitte die Freundinnen um kurze telefonische Anmeldung. Sie werden es verstehen.

Es kann sinnvoll sein, ein „Bitte klopfen"-Schild an der Tür anzubringen. Die Klingel würde die Kinder eher wecken.

Haben Deine Freunde und Bekannte beim Antrittsbesuch so etwas wie „**Wir sind jederzeit für Euch da und helfen.**"

gesagt? Dann nimm' sie ruhig beim Wort und trage Dir gleich ein paar Termine im Kalender ein, an denen sie mit den Kindern im Wagen spazieren gehen und Du vielleicht einfach nur einmal ein paar Stunden für Dich alleine hast. Du wirst schon wissen, was Du mit dieser Zeit anstellen kannst. Solltest Du darauf scharf sein, wieder Deine Modellfigur von vor der Schwangerschaft zu erlangen, solltest Du es auf einen späteren Zeitpunkt verschieben. Zur Zeit hast Du nicht eine Minute, die Du in dieses Projekt investieren kannst.

Sei gnädig zu Dir und versuche nicht eine perfekte Mutter zu sein. Es gibt nichts Anstrengenderes als eine unperfekte, perfekte Mutter.

Das **Tragen** von Zwillingen kann unterschiedlich gestaltet werden. Einzeln ist natürlich eine sichere Variante, aber nicht dauerhaft zu praktizieren. Das Tragen aufzugeben ist schon für die positive Entwicklung der Kinder keine Option. Wer ein Tragetuch einsetzen möchte, kann Eines vor dem Bauch und das Andere auf dem Rücken tragen. Da gehört ein klein wenig Übung dazu, aber ist sehr praktikabel. Zudem gibt es einige Tragehilfen, die speziell für Zwillinge konzipiert wurden. Deine Hebamme wird Dir bereits vor der Geburt entsprechende Informationen geben können. Eines jedoch solltest Du im Vorfeld, gleich nach der Geburt Deiner Kinder machen, nämlich den Beckenboden stärken. Das Gewicht Deiner Kinder wird sich sonst schnell bemerkbar machen. Grundsätzlich solltest Du Zeit für Deinen Rücken einplanen. Nur so kannst Du schmerzvollen Erfahrungen entgehen. Dein Mann erweist sich als Engel, wenn er Dir den Rücken abends massiert.

Und das wichtigste Thema – **das Stillen**! Die erste Unsicherheit soll Dir sofort genommen werden: Ja, Du wirst ausreichend Milch für beide Kinder haben. Dir ist das Stillen wichtig und deshalb wird Dein Körper auch die perfekte Milchmenge vorrätig haben. Die viel wichtigere Frage ist doch aber die Vorgehensweise. Willst Du auf Nummer sicher gehen, stillst Du die beiden einzeln. Zumindest am Anfang. So bekommst Du die Sicherheit, die Du benötigst, um das Tandem-Stillen auszuprobieren. Hierzu wäre es sinnvoll, ein Zwillingsstillkissen zur Hand zu haben. Natürlich geht es auch ohne. Lass' Dich über die verschiedenen Positionen, die Du mit den Kindern einnehmen kannst, von der Hebamme informieren. Wenn Du über ausreichend Zeit verfügst, kannst Du natürlich das Einzelstillen weiter beibehalten. Um die Zeit jedoch effektiv zu nutzen, ist das Tandem-Stillen auf jeden Fall eine gute Option. Die Hebamme wird dir zeigen, wie es geht. Und zu Anfang ist es vielleicht besser, eine Unterstützung zu haben. Sollten die Kinder keinen gleichen Rhythmus haben, kannst Du natürlich auch abpumpen und mit der Flasche füttern. So hast Du immer ausreichend Muttermilch vorhanden, wenn eines der Kinder zu einer außerplanmäßigen Mahlzeit ansetzt. Auch Dein Mann kann bei dieser Variante mithelfen oder das Füttern vollständig übernehmen. Auch gut, nicht wahr?

Fazit:

Ja, es ist schon richtig – einer schreit immer oder hat Hunger oder die Windeln voll oder, oder, oder. Da hilft nur Eines – die Nerven behalten und durch. Wenn Du Dich aber doch überfordert fühlst oder nicht weiterweißt, solltest Du sofort Deine Hebamme zu Rate ziehen. Ruf' sie an. Sie kennt die Schwierigkeiten, die man mit Zwillingen haben kann und weiß, dass Du als Mutter nur zwei Hände hast. In vielen Gemeinden gibt es die „Welcome-Damen". Hierbei handelt es sich um ehrenamtliche Helferinnen, die den Müttern, die Anfangsschwierigkeiten haben oder eben noch zu ihrem eigenen Rhythmus mit den Kindern kommen müssen, unter die Arme greifen. Nein, das ist kein Zeichen von Schwäche, sondern eine Stärke. Die Stärke, um Hilfe zu bitten, wenn es nicht mehr geht. Und die „Welcome-Damen“ sind wirklich super nett und kompetent, sowohl im Umgang mit den Kindern als auch im Organisieren des Haushalts. Sei also auch Du lieb zu Ihnen.

Termine im ersten Jahr mit dem Baby

Die erste Zeit mit dem Kind ist leider nicht nur mit dem Aneinander gewöhnen und dem Neugestalten des Alltags behaftet. Einige Termine stehen an und andere Dinge möchte man einfach nicht verpassen. Beginnen wir mit den ärztlichen Untersuchungen, die für das Kind im ersten Jahr anstehen. Diese Untersuchungen sind vom Gesetzgeber angeraten. Werden sie nicht durchgeführt, bekommt man entweder von der Krankenkasse oder dem Sozialen Dienst des Bundeslandes eine Erinnerung. Natürlich kann aber niemand dazu gezwungen werden. Doch wird bei den Untersuchungen die altersgemäße, positive, aber auch negative Entwicklung des Kindes festgehalten. Sollte es zu Entwicklungsstörungen kommen, kann rechtzeitig therapiert werden, um dieses Defizit auszugleichen. Zudem wird über Impfungen, Sicherheitsmaßnahmen im Hause, Unfallverhütung, Zahngesundheit, Ernährungsfragen und natürlich den plötzlichen Kindstod informiert. Die Kosten werden grundsätzlich von der Krankenkasse übernommen, sodass keine zusätzlichen Kosten für die Eltern entstehen. Zu diesen Terminen ist bitte stets das gelbe Untersuchungsheft, dass bei der U1, also der Geburt, ausgestellt wird, mitzubringen, damit alle Untersuchungsergebnisse darin gesammelt werden können. Natürlich ist auch die Gesundheitskarte / Krankenkassenkarte mitzubringen. Die U-Untersuchungen werden von den Kinder- und Jugendärzten durchgeführt. Du solltest Dir bereits vor der Geburt einen Kinderarzt suchen. In einigen Gebieten sind sie stark frequentiert. Da sich die Termine nach Deiner Zeit und den möglichen, freien

Terminen des Kinderarztes richten, muss jeder Termin neu von Dir vereinbart werden.

U1: Direkt nach der Geburt – sie wird im Krankenhaus durchgeführt.
U2: 3.-10. Lebenstag. Kann noch im Krankenhaus erledigt werden. Die meisten Krankenhäuser führen sie vor der Entlassung durch. Solltest Du ambulant oder zu Hause entbunden haben, wird der Kinderarzt dies übernehmen.
U3: vierte bis fünfte Lebenswoche
U4: dritter bis vierter Lebensmonat
U5: sechster bis siebter Lebensmonat
U6: 10. bis 12. Lebensmonat

Vollständigkeitshalber folgen nun die restlichen Untersuchungstermine, die entsprechend später stattfinden. Bis zur U10 sollten alle Termine wahrgenommen werden. Auch wenn die Kinder für gewöhnlich nicht krank sind.

U7: 21. - 24. Lebensmonat, also circa mit 2 Jahren
U7a: 34 – 36. Lebensmonat, also circa mit 3 Jahren
U8: 46. - 48. Lebensmonat, also circa mit 4 Jahren
U9: 60. - 64. Lebensmonat, also circa mit 5 Jahren

Nein, natürlich besteht das erste Jahr nicht nur aus Untersuchungsterminen, auch wenn sie zu einem regelmäßigen Event werden.

Foto-Shooting

Viele Fotografen bieten ein Neugeborenen-Special an. Dabei handelt es sich um ein Foto-Shooting bis zur 6. Lebenswoche mit dem Baby. Ob alleine oder mit den Eltern, diese Chance sollte man sich nicht entgehen lassen. Die Fotos sind einmalig und können nur zu diesem Zeitpunkt so wundervoll gemacht werden. Nicht nur die Omas werden diese Abzüge lieben!

Passbild

Wird ein Reisepass benötigt? Dann ist natürlich auch ein Passbild notwendig. Dies kann natürlich gleich bei dem Foto-Shooting mitgemacht werden. Denn auch Kinder benötigen ein Passbild in ihrem Reisepass. Ist das Bild vorhanden, kann der Reisepass beim zuständigen Ortsamt beantragt werden.

Babymassage

Wie wäre es mit einem Kurs „Babymassage“? Die Massage verschafft nicht nur Entspannung und Erleichterung, beispielsweise bei Bauchschmerzen, es schafft auch Verbindung und Vertrauen zwischen Mutter und Kind. Natürlich kann auch der Vater an diesem Kurs teilnehmen. Viele Hebammen bieten diese Kurse an.

PEKIP-Kurse

Auch PEKIP-Kurse stehen recht hoch im Kurs.

Rückbildungskurse

Des Weiteren wird der Rückbildungskurs der Mama, der für jede Mutter empfohlen wird, oftmals auch mit Kind angeboten. Natürlich wieder als Angebot der Hebamme. Der Rückbildungskurs wird von der Krankenkasse übernommen. Die anderen Kurse gelten zwar als Frühförderung, müssen aber privat bezahlt werden.

Tanzkurse

Neuerdings bieten Tanzschulen und Sportvereine Tanzkurse für Mutter und Kind an. Die Mutter hat das Kind in der

Babytrage oder dem Babytuch vor dem Bauch und dann wird aus vollem Herzen mit Gleichgesinnten getanzt.

Babyschwimmen

Das Tollste aber ist das Baby-Schwimmen. Beiden tut Schwimmen sehr gut und macht sehr viel Spaß. Auch der Vater kann an dem Spaß teilhaben. Es gibt Kurse für das Babyschwimmen ab 3 Monate. Am Warmbadetag kann man natürlich auch als Familie losziehen.

Nachsorgetermine bei der Hebamme/ Frauenarzt /Arzt

Die Nachsorgetermine bei der Hebamme sowie dem Frauenarzt sind sehr wichtig. Auch andere Arzttermine sollten nicht unter den Tisch fallen. Hierzu gehören unter anderem der Zahnarzt, Augenarzt, aber natürlich auch ganz normale Untersuchungen beim Hausarzt. Und solltest Du krank werden, lass' Dich ruhig „krankschreiben". Hast Du für ein gutes Netzwerk gesorgt, können die Omas und Opas oder Deine Geschwister oder Freunde bestimmt einspringen und sich um Euch kümmern. Im Zweifelsfall springen auch die ehrenamtlichen Damen des Wellcome ein, um bei einer schweren Erkrankung die Familie zu unterstützen.

Der wichtigste Termin des ersten Lebensjahres Eures Kindes findet jedoch ohne das Kleine statt. Denn es ist wichtig, dass Du und Dein Mann als Paar Bestand habt. Und dazu gehört es nun einmal auch, dass Ihr Euch Zeit füreinander nehmt. Geht zum Essen aus oder ins Kino oder Theater. Geht zum Tanzen. Euch wird schon etwas einfallen. Und die Omas werden selig sein, sich um ihren Enkel kümmern zu dürfen. Sollte es tatsächlich keine „echten" Omas geben, kann auch ein ganz normaler Babysitter die Betreuung auch für ein paar Stunden übernehmen. Ganz sicher!

Checkliste Erstlingsausstattung

Gegen Ende des ersten Trimesters kannst Du Dir gemeinsam mit Deinem Mann langsam Gedanken über die Erstlingsausstattung machen. Im Folgenden findest du eine Checkliste, die in Bereiche eingeteilt ist und das wichtigste zusammenfasst. Besorgt, wenn möglich, alles vor der Geburt, um stressige Situationen zu vermeiden.

Erstausstattung

Wie die Überschrift bereits erahnen lässt, wird im Folgenden auflistungsartig eine Empfehlung abgegeben, welche sich bereits vor der Geburt in Eurem besitzt befinden sollte.

Über die erste Garderobe für das Baby, alles Notwendige für eine sichere Fahrt im Auto und im Kinderwagen bis hin zu einer friedlichen und sicheren Nacht, wird nun geklärt.

Die erste Garderobe

Alle Dinge bitte jeweils in den Größen 50/56 und 62/68 besorgen

- ☐ 8 Bodys Kurz- und Langarm in 2 Größen (achtet hier darauf, Bodys zu kaufen, die an der Seite mit Druckknöpfen zu öffnen sind. Dadurch muss der Kopf nicht durch den Bund gesteckt werden.
- ☐ 8 T-Shirts
- ☐ 4 - 6 Strampler
- ☐ 4 Jäckchen
- ☐ 1 - 2 Jogginganzüge
- ☐ Fäustlinge
- ☐ 2 - 3 Lätzchen zum Essen (lieber etwas zu groß als zu klein
- ☐ Badetücher
- ☐ 3 - 4 Erstlingssocken
- ☐ 5 Mullwindeln
- ☐ Falls Dein Baby im Winter geboren wird: ein Overall
- ☐ 3 - 4 Wollsocken
- ☐ Wintermütze
- ☐ Handschuhe
- ☐ für Sommerkinder: Sonnenhut
- ☐ 4 Kurze Höschen
- ☐ 2 - 3 Kurzarmpullis

Alles fürs Bad – Körperpflege und Hygieneartikel

- ☐ Wickelkommode mit Wickelauflage
- ☐ Baby- Badewanne
- ☐ Badethermometer
- ☐ Babynagelschere

- ☐ Babyöl
- ☐ Wundschutzcreme
- ☐ Haarbürste
- ☐ Windeleimer
- ☐ Wattepads
- ☐ Anti-Rutsch-Steifen für Badewanne oder Dusche
- ☐ Optional: Heizstrahler
- ☐ Windeln (Größe 1)
- ☐ Fieberthermometer

Gute Fahrt

- ☐ Kinderwagen (achte auf ein abnehmbares Oberteil, welches als Tragewanne dient. Darüber hinaus sollte er zusammengeklappt ins Auto/ Treppenhaus passen.

- ☐ Babyschale fürs Auto (eignen sich bis zu einem Gewicht von 10 kg oder ca. 9 Monaten). Über Modell und Funktionalität lässt Du dich besser in einem Fachgeschäft Deiner Wahl informieren und beraten.

Schlaf gut

- ☐ Kinderbettchen
- ☐ Stubenwagen (Ausführung mit Rollen kann sehr praktisch sein)
- ☐ Matratze
- ☐ Matratzenlaken
- ☐ Baby-Bettdecke
- ☐ Flachkissen
- ☐ Inkontinent-Matte für Eltern- und Kinderbett (falls die Windel zu voll wird)

- ☐ Wärmekissen (Kirschkernkissen)
- ☐ Schlafsack (sieht aus wie ein Hosenträgeranzug), nur mit geschlossenem Fußraum --> ersetzt die Babydecke in den ersten Wochen)
- ☐ Baby-Phone
- ☐ Überwachungskamerasystem (in Kombination mit Baby-Phone möglich)

Wohnung kindersicher machen

- ☐ Stromkabel von PC, Fernseher oder Stereoanlage sichern
- ☐ Regale an die Wand schrauben
- ☐ Kindersicherung in Schubladen einbauen
- ☐ Steckdosensicherungen besorgen
- ☐ Bei OG Wohnungen, Balkon absichern.
- ☐ Treppenschutz installieren (verhindert hoch und runterklettern auf Treppen)
- ☐ Glasflaschen hoch lagern
- ☐ Tischdecken am Tisch sichern (nicht, dass der volle Tisch abgeräumt wird)

Soziale Einrichtungen und Zwischenmenschliches

- ☐ Wartezeiten von Kitas sind teilweise über ein Jahr angesetzt. Macht Euch deshalb frühzeitig Gedanken, wie lange Du oder Dein Mann daheimbleiben möchtet, um Euch um das Baby daheim zu kümmern.

- ☐ Einen Namen für das Baby überlegen.
  Tipp:
  Du und Dein Mann macht jeweils eine Liste mit fünf bis sechs Namen und diskutiert diese gemeinsam durch
  Und jetzt nicht überrascht sein: Es könnte etwas dauern, bis ein Konsens geschlossen wird.

Bürokratie

Kurz und knackig. Ohne Bürokratie geht es einfach nicht. Doch wollen wir uns hiermit nur kurz aufhalten. Sicherlich müssen diese Dinge Beachtung finden, damit sie gerade im ersten Lebensjahr des Kindes nicht Überhand nehmen, gehören sie zu den Dingen, die bereits vor der Geburt geklärt werden sollten.

Kindergeld beantragen

ist hinsichtlich des Bezuges von Kindergeld zu informieren. Grundsätzlich ist sie in die Jobcenter / Arbeitsamt integriert. Mit dem Kindergeld soll die grundlegende Versorgung eines jeden Kindes gewährleistet werden. Daher wird es jedem Kind gewährt. Nur ein Elternteil kann diese Zuwendung beantragen. Die Zahlung des Kindergeldes ist unabhängig von den finanziellen Verhältnissen der Eltern / Sorgeberechtigten. Die Höhe des Kindergeldes ist nach der Kinderanzahl des Elternpaares gestaffelt. Sie wird in regelmäßigen Abständen vom Gesetzgeber angepasst. Zurzeit beträgt das Kindergeld für das 1. Kind EURO 204,00 monatlich. Das Kindergeld wird bis zur Vollendung des 18. Lebensjahres bedingungslos gewährt. Befindet sich das Kind noch in der Ausbildung, verlängert sich die Zeitspanne bis zur Vollendung des 25. Lebensjahres. Bei Arbeitslosigkeit des Kindes wird eine Zahlung bis zur Vollendung des 21. Lebensjahres zugesagt. Die Geburtsurkunde im Original ist vorzulegen. Alternativ kann eine entsprechende Geburtsbescheinigung verwendet werden, die vom Krankenhaus ausschließlich für diesen Zweck ausgestellt wird.

Elternzeit beantragen

Was ist die Elternzeit? Mit Hilfe der Elternzeit ist es möglich, unter in Anspruchnahme eines besonderen Kündigungsschutzes, die reguläre Erwerbstätigkeit für einen konkreten Zeitraum zu unterbrechen. Die Elternzeit kann sowohl von Müttern wie auch von Vätern flexibel in Anspruch genommen werden. Sie wird im Elternzeitgesetz geregelt. Somit haben alle Angestellten und Beschäftigten (auch Minijob), Arbeiter (auch Heimarbeit) sowie Auszubildende, die sich in einer Berufsausbildung, Fort- und Weiterbildung oder einer Umschulung befinden, Anspruch auf Elternzeit. Auch Großeltern können Elternzeit beantragen. Dies ist dann möglich, wenn mindestens ein Elternteil des Enkelkindes minderjährig ist oder sich dieser in der Ausbildung befindet. Die Großeltern dürfen sich selber nicht mit einem eigenen Kind in Elternzeit befinden.

Im Klartext bedeutet dies, dass beide Elternteile das Recht haben, bis zur Vollendung des dritten Lebensjahrs ihres Kindes die Möglichkeit haben, zu Hause zu bleiben, um Zeit mit dem Kind zu verbringen, es zu betreuen und erziehen. Es gibt auch die Option einer späteren Elternzeit. Dies kann bis zur Vollendung des achten Lebensjahres des Kindes genommen werden. Dieser Anspruch des Arbeitnehmers gilt dem Arbeitgeber gegenüber. Man könnte auch sagen, dass die Hauptpflicht des Arbeitsnehmers, nämlich für das Unternehmen / den Arbeitgeber tätig zu sein, während der Elternzeit vollständig ruht. Dennoch bleibt das Arbeitsverhältnis bestehen. Ist die Elternzeit beendet, hat der Arbeitnehmer Anspruch auf die gleiche Arbeitszeit, entsprechend seiner Tätigkeit vor der Elternzeit. Der bestehende Arbeitsvertrag lebt also in allen Punkten wieder auf. Auch ergänzende Vereinbarungen, die sich bei einem langfristigen

Arbeitsverhältnis im Laufe der Jahre ergeben haben, finden wieder volle Gültigkeit.

Während der Elternzeit ist eine Teilzeitbeschäftigung mit bis zu 30 Stunden wöchentlich erlaubt. Befinden sich beide Eltern zeitgleich in Elternzeit, könnte somit eine Gesamtarbeitszeit von bis zu 60 Stunden pro Woche erbracht werden.

Jedem Elternteil stehen bis zu drei Jahre Elternzeit zu. Diese können auch gemeinsam in Anspruch genommen werden. Dieser Anspruch gilt übrigens auch für Adoptiv- und Pflegekinder.

WICHTIG – Schriftliches Beantragen

Auch wenn es in der heutigen Zeit ein wenig oldfashioned erscheint, ist ein schriftlicher Antrag mit eigenhändiger Unterschrift notwendig. Dieser wird beim Arbeitgeber eingereicht. Es ist von Vorteil, den Antrag entweder per Einschreiben oder gar persönlich einzureichen. Es sollte dabei darauf geachtet werden, dass es bei großen Unternehmen notwendig ist, beim Geschäftsführer oder der Personalabteilung einzureichen, um die korrekte Antwort zu erhalten. Eine schriftliche Quittung über den Erhalt des Antrages ist empfehlenswert, um später ein korrektes Vorgehen belegen zu können.

Fristen sind ebenfalls zu beachten: Soll die Elternzeit innerhalb der ersten drei Lebensjahre genommen werden, so gilt eine Anmeldefrist von sieben Wochen vor Beginn der Elternzeit. Soll eine späte Elternzeit zur Anwendung kommen, so ist eine Frist von dreizehn Wochen angedacht.

Eine Aufteilung der Elternzeit in drei Abschnitte ist denkbar. Allerdings ist die Zustimmung des Arbeitgebers hierfür notwendig.

Während dieser Zeit besteht ein besonderer Kündigungsschutz. Er kann bei einer frühen Elternzeit frühestens acht Wochen vor Beginn der Elternzeit beginnen. Bei der späten Elternzeit frühestens vierzehn Wochen vorher. Voraussetzung hierfür ist die korrekte Anmeldung der Elternzeit. Der besondere Kündigungsschutz erlischt vollständig nach Beendigung der Elternzeit.

Elterngeld beantragen

Das Elterngeld kann innerhalb der ersten drei Monate nach der Geburt beantragt werden. Es kann für maximal drei Monate rückwirkend gezahlt werden. Deshalb ist es wichtig, die Dreimonatsfrist einzuhalten. Die Höhe des Elterngeldes ist vom durchschnittlichen Jahreseinkommen vor der Geburt abhängig. Jedoch nur 67% des Nettoeinkommens jedoch maximal 1800€. Minimum sind 300 € die Dir gesetzlich zustehen. Um das Elterngeld beantragen zu können, ist es notwendig, seinen Wohnsitz in Deutschland zu haben. Es darf keine bzw. keine volle Erwerbstätigkeit vorliegen. Da im Bundeselterngeld- sowie im Elternzeitgesetz viele unterschiedliche Szenarien vorhanden sind, die den Erhalt des Elterngeldes sichern, sollte eine Beratung bei der zuständigen Elterngeldstelle stattfinden. Aufgrund der umfangreichen Möglichkeiten, das Elterngeld zu beziehen, sind auch viele Unterlagen zur Antragstellung notwendig:

- Ausgefüllter Antrag: Beide Elternteile sind zum Ausfüllen verpflichtet. Die Ausnahme bilden die Alleinerziehenden.

- Geburtsbescheinigung des Kindes im Original
- Einkommenserklärung der (des) Arbeitgeber(s)
- Kopie der (des) Personalausweise(s)
- Bescheinigung über Arbeitgeberzuschuss zum Mutterschaftsgeld

Bescheinigung der Krankenkasse über Mutterschaftsgeldzahlung

Geburtsurkunde beantragen

Die Geburtsurkunde wird bei dem zuständigen Ortsamt / Standesamt beantragt. In vielen Fällen ist es das Krankenhaus, das diese Aufgabe als Service für die frisch gebackenen Eltern übernimmt. Die entsprechenden Formulare werden also noch im Krankenhaus ausgefüllt, eventuell mit Unterstützung des Krankenhausmitarbeiters.
Sind sie alle unterzeichnet, werden sie vom Krankenhaus direkt zum zuständigen Standesamt gebracht. Dies muss innerhalb von sieben Arbeitstagen nach der Geburt erfolgen. Innerhalb weniger Arbeitstage liegt die Geburtsurkunde dann zur Abholung bereit. Sie ist kostenpflichtig. Im Krankenhaus erhält man eine Bescheinigung über die Geburt, auf der Datum, Uhrzeit sowie der gewünschte Name des Kindes vermerkt sind. Des Weiteren sind für die Beantragung die Geburtsurkunden und die Personalausweise beider Eltern notwendig. Ebenfalls ist die Heiratsurkunde vorzulegen. Sind die Eltern nicht miteinander verheiratet, so ist eine Anerkennung über die Vaterschaft sowie im Bedarfsfall eine Sorgerechtserklärung vorzulegen. Für alle weiteren Behördengänge ist die Geburtsurkunde notwendig. Aus diesem Grunde ist die Frist für das Bestellen dieses Dokuments auch

so kurzgehalten. Daher ist es von Vorteil, das Stammbuch, wenn vorhanden, mit ins Krankhaus zu nehmen.

Die Geburtsbescheinigung besteht aus mehreren Exemplaren, die jeweils bei einem ganz bestimmten Zweck einzusetzen sind: Eines für die Beantragung der Geburtsurkunde, eines für die Eintragung beim Einwohnermeldeamt (wenn die Weiterleitung der Daten nicht durch das Standesamt erfolgte), eines für die Beantragung von finanziellen, staatlichen Zuwendungen (auch Kindergeld genannt). Damit man sie im Taumel des Hochgefühls, Eltern geworden zu sein, nicht verwechselt, sind sie entsprechend beschriftet. So erhält jede Behörde das passende Exemplar. Nur zur eigenen Sicherheit ist es ratsam, von jedem eine Kopie zu ziehen und zu notieren, wann der entsprechende Antrag eingereicht wurde.

Sonstige bürokratischen Hürden

Neben dem Standesamt ist es auch notwendig, dass das Kind beim Meldeamt eingetragen wird. In den meisten Fällen arbeiten beide Ämter Hand in Hand. Doch ist nachfragen besser, als sich später mit Problemen herum zu schlagen.

Die Krankenkasse benötigt ebenfalls eine entsprechende Information, damit das Kind über die Eltern familienversichert werden kann. Dies gilt allerdings nur für die gesetzlichen Krankenkassen. Sind beide Eltern privat versichert, so wird das Kind bei dem Elternteil versichert, welches das höhere Gehalt bezieht bzw. die aktuelle Einkommensgrenze überschreitet. Ist ein Elternteil privat, der andere aber gesetzlich versichert, so wird für das Kind individuell entschieden werden, ob das Kind in die Privat- oder die gesetzliche Krankenversicherung aufgenommen werden soll. Auch hierfür gibt es die entsprechende Geburtsbescheinigung. Der Antrag ist bei den Krankenkassen auf der Website im Download erhältlich, kann man sich aber natürlich auch bereits im Voraus postalisch zuschicken lassen Damit das Kind auch nach der Geburt schnellstmöglich problemlos versorgt werden kann, sollte der Antrag noch am Tage der Geburt gestellt werden. Die Krankenkassenkarte wird dann innerhalb der nächsten sieben bis vierzehn Tage eintreffen.

Für den Fall, dass geplant ist, mit dem Kind bereits innerhalb der nächsten Monate zu reisen und ein Kinderausweis benötigt wird, muss ein biometrisches Foto erstellt werden. Hierzu sollten die Beamten der Passbehörde befragt werden, wie bei einem Neugeborenen ein biometrisches Foto erstellt werden kann.

Sind die Eltern nicht miteinander verheiratet, so muss die Vaterschaft von Amtswegen anerkannt werden. Dies ist ein kostenloser Service. Bereits vor der Geburt kann die Anerkennung durchgeführt werden. In jedem Fall ist die Zustimmung der Mutter des Kindes notwendig. Verweigert sie die Zustimmung, kann die Vaterschaft auch nicht anerkannt werden. Dieser Vorgang wird beim Standesamt oder aber dem Jugendamt durchgeführt. Neben den Personalausweisen der Eltern sind Geburtsurkunde bzw. Abstammungsurkunde beider Elternteile sowie die Geburtsbescheinigung des Kindes von Nöten. Vor der Geburt kann der Mutterpass eingesetzt werden.

Zudem steht noch der Eintrag des Kindes auf der Lohnsteuerkarte an. Ob dies bei der Mutter oder dem Vater geschieht, ist individuell zu klären. Da seit 2012 die steuerlichen Daten auf elektronischem Wege übermittelt werden, ist die Meldung beim zuständigen Finanzamt also nicht mehr notwendig. Dies geschieht mittlerweile automatisc

Hilfreiche Verbände und Webseiten

Ernährung und Stillen

- Deutscher Hebammenverband e.V.
- Forschungsinstitut für Kinderernährung (FKE) e.V.

Alleinerziehende

- Verband alleinerziehende Mütter und Väter (VAMV) Bundesverband e.V.

Verkehrssicherheit (Kindersitze, Babyschalen und mehr)

- Deutscher Verkehrssicherheitsrat (DVR) im Rahmen des Programms „Kind und Verkehr"

Schwangerschaft, Partner- und Familienberatung

- Profamilia
- Deutscher Hebammenverband e.V.
- Berufsverband der Frauenärzte e.V. (BVF)
- Caritas
- Bundesstiftung Mutter und Kind
- Diakonie
- AWO Bundesverband e.V.

Rechtliche Fragen, Unterstützung in behördlichen Fragen

- Jugendamt
- Amt für Soziales
- Arbeitsamt / Jobcenter

Kinderturnen, Mutter-Kind-Turnen, Baby-Schwimmen

- DSB, Deutscher Sportbund
- DSV Deutscher Schwimm-Verband e.V.

Schlusswort

Kinder sind etwas Einzigartiges. Jede Schwangerschaft und auch jede Geburt sind etwas Einmaliges. Keine ist wie die andere, egal, wie oft Du schwanger wirst, egal, wie viele Kinder Du bekommen wirst. Doch Eines ist sicher: Ohne Kinder ist das Leben um einiges ärmer. Und genau deshalb ist es wichtig, dass Du Dich mit Deinem Mann für ein Kind, oder für mehr Kinder entscheidest. Auch wenn der eine oder andere Tag schwierig ist, auch wenn Du vielleicht an irgendeinem Punkt während des Fortschreitens der Schwangerschaft denkst, dass Du Dich falsch entschieden hast, kannst Du stolz auf Dich sein. Denn in der heutigen Welt bedeutet es, Mut zu beweisen, wenn man Kinder in diese Gesellschaft hineinbringt.
Nein, es wird nicht immer einfach sein, aus dem süßen Baby einen verantwortungsvollen, aufrechten, ehrlichen Menschen zu machen. Doch liegen ganz viele, unvergessliche, schöne und lustige Momente bis dorthin auf dem Weg. Vergessen wir nicht, dankbar für das Wunder des Lebens zu sein. Vergessen wir nicht, dass wir uns ja bewusst für diesen Weg entschieden haben. Der einfache Weg ist langweilig. Und jeder individuelle Weg des Lebens kann die eine oder andere Stolperfalle für Dich, Deinen Mann und das Kind bereithalten. Aber hey: Wer fallen kann, kann auch wieder aufstehen und sich wieder auf den Weg machen, nicht wahr?
Und jetzt bleibt nur noch Eines:
Herzlichen Glückwunsch – Du bist schwanger und hast das größte Abenteuer Deines Lebens vor Dir! Alles Liebe!

Wir sind nun am Ende angelangt. Ich hoffe Du hattest Spaß an unserem Buch und fühlst dich als werdende Mama bestens gewappnet.

Wenn Dir das Buch gefallen hat, würden wir uns sehr über eine positive Rezension freuen. Schau' hierfür einfach in Deinen Bestellungen bei Amazon nach.

Vielen Dank

Eure Sonja und Alexander Uhlmann

Impressum

Impressum
Herausgeber:
Jan Stoll
Seewiesenstraße 62
73329 Kuchen
Deutschland

Cover
Lauria (fiverr) | depositphotos.com

Cover Stockimages (Urheber)
serezniy | depositphotos.com

Baby
Hintergrund Vektor erstellt von freepik - de.freepik.com

Schaukelpferd
Icons made by Freepik from www.flaticon.com

Logo
prdaku (fiverr)

Notizen:

www.wochenbett-frankfurt.de

Printed in Poland
by Amazon Fulfillment
Poland Sp. z o.o., Wrocław

60137988R00116